疑問が解ける

# 薬のはなし

**編著**
**倉田なおみ**
昭和医科大学薬学部客員教授

**柴田佳太**
昭和医科大学薬学部准教授

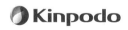

# 執筆者一覧

## 編著

**倉田なおみ**　昭和医科大学薬学部 社会健康薬学講座 社会薬学部門 客員教授
　　　　　　　臨床薬学講座 臨床栄養代謝学部門 客員教授

**柴田佳太**　昭和医科大学薬学部 基礎医療薬学講座 薬理学部門 准教授

## 著者

**石田　誠**　オルガノン株式会社 CMC 薬事部門

**古林創史**　昭和医科大学薬学部 基礎医療薬学講座 薬理学部門 講師

**今野　勉**　日本服薬支援研究会 顧問

**野部浩司**　昭和医科大学薬学部 基礎医療薬学講座 薬理学部門 教授

**橋本光正**　昭和医科大学薬学部 基礎医療薬学講座 薬理学部門 非常勤講師

**原田　努**　昭和医科大学薬学部 基礎医療薬学講座 製剤設計学部門 准教授

**松本崇弘**　大原薬品工業株式会社 研究開発本部 工業化研究技術センター

# はじめに

　薬はどんな剤形（内服剤、外用剤、注射剤など）であっても最大限の効果を発揮するため、各薬に様々な秘密（製剤工夫）が隠されています。例えば、単なる粒に見える錠剤ですが、消化管内で崩壊する場所、有効成分を放出する場所は胃、小腸あるいは大腸と錠剤ごとに異なります。薬は様々な研究を重ね、長期間かけてつくられた芸術品のようなものです。また、薬は薬理学で習ったように、病態や症状を改善させるため薬理活性をもった物質であり、どのようにしてどこに影響を与えて効果を発揮するかを知っておくことも臨床で必要な知識です。学生時代に身につける知識は試験のためなど自分にとって必要な知識ですが、卒業後の研鑽は臨床で活かすための知識ではないでしょうか。

　6ヶ月以上薬物療法を中止した経験のある二型糖尿病患者が"薬をやめた理由"について調査した報告では、社会的理由（仕事が多忙、金銭的負担）以外では、「体調が良かった」「病院に行く必要がないと思った」「治療は不要と考えた」などの理由により、本来は服薬が必要なのに中止してしまった人たちでした。症状がなく調子が良ければ病気が治ったと思って服薬をやめたくなる患者心理は理解できますが、逆を言えば、"調子が良く病気が気にならなくなったのは薬が効いているからで、薬を続けることが大切である"という医療者からのメッセージが不足しているためとも言えます。

　患者が自己判断で服薬を中止しないようにするためには患者の薬の知識を深める必要があり、患者に関わるすべての医療者がちょっとした薬の情報を時々に提供することが重要です。薬に隠された秘密（製剤工夫）やのんでいる薬がどんな薬理活性をもっているのかを患者に知ってもらうことは、アドヒアランス向上につながります。

　本書は医療現場で働く皆様に日常業務で使う薬の豆知識を得ていただきたく企画いたしました。普段臨床の中で良く使用する薬を取り上げ、薬がなぜ効くのかを薬剤学と薬理学の観点から解説します。本書で得た豆知識を患者さんに伝えていただき、本書が患者のアドヒアランス向上に役立てば幸いです。

倉田なおみ

柴田　佳太

# 目次

執筆者一覧 — ii
はじめに —— iii

## 1部 薬剤学

**Question 1** 口から消化管に入った錠剤は、錠剤の形の
ままで吸収されるの？ —————— 2

**Question 2** 錠剤にもいろいろあるけど、何が違うの？ ——— 5

**Question 3** 口腔内崩壊錠が口の中で簡単に壊れるのは、
なぜ？ —————— 10

**Question 4** 1日3回飲む錠剤と1回だけ飲む錠剤って、
何が違うの？ —————— 15

**Question 5** 錠剤をよく見たら、層になっているんだけど、
どうして？ —————— 19

**Question 6** 錠剤をつぶしたり、カプセルを外して
のませているけど、問題ない？ —————— 23

**Question 7** 噛んでのむ錠剤は、噛まないと効果が
出ないの？ —————— 29

**Question 8** 一包化（服用時点ごとに1袋に入れる）
できない錠剤があるけど、なぜ？ —————— 33

**Question 9** 舌下に入れるニトログリセリンをのんだら
どうなるの？ —————— 36

**Question 10** 2種類の坐剤を同時に使用してもよいですか？ ——— 40

**Question 11** 坐剤を挿入10分後くらいに排便により坐剤
が便中に出てしまったのですが、効果は
ありますか？ —————— 44

Question 12 ジェネリック医薬品、先発医薬品、OTC薬、
いろいろ聞くけど、何が違うの？ —————— 48

Question 13 ラグビーボールみたいな形のカプセルがある
けど、普通のカプセルとは違うの？ —————— 53

Question 14 薬のシートも工夫されているって聞いたけど、
どんな工夫なの？ —————— 55

Question 15 粉薬って粒の大きさがいろいろだけど、何か
違いがあるの？ —————— 60

Question 16 経管投与するとき、水に入れた粉薬が水面に
浮いたり、沈殿したりしてうまく投与できな
いんだけど…。 —————— 64

Question 17 ファンギゾン®シロップがのめない子どもへ
ののませ方は？ —————— 68

Question 18 振らなくてはいけない水剤があるけど、水剤
にも種類があるの？ —————— 71

Question 19 甘い水剤と、甘くない水剤があるけど、
味だけの違いかな？ —————— 74

Question 20 粉薬なのにどうしてドライシロップって言うの？
—————— 77

Question 21 便の中に錠剤が出てきたんだけど、大丈夫
かな？ —————— 79

Question 22 軟膏剤を混ぜたら水が出てきたんだけど、
なぜ？ —————— 83

Question 23 口内炎の薬が患部に貼り付くのは、なぜ？ —— 87

Question 24 のみ薬より速い！注射剤の即効性、その
理由は？ —————— 92

Question 25 注射の効果を最大限にするために適正な調製
法や注意すべきことは？ —————— 95

v

Question 26 脂肪乳剤と高カロリー輸液、混ぜてはいけないの？ ——— 99

Question 27 点滴の容器に油性マジックで患者名を書くと、身体によくないの？ ——— 102

Question 28 薬が身体に投与された後、吸収される部位は剤形ごとに違うの？ ——— 105

Question 29 1日1回でOKなんてスゴイ！貼り薬の仕組みとは？ ——— 110

Question 30 貼り薬が剥がれた！貼りなおす？それともテープで止める？ ——— 113

Question 31 スピール膏ってどうやって使うの？ ——— 115

Question 32 目薬を点眼する順番や時間の間隔に注意が必要って本当ですか？ ——— 117

Question 33 目薬は冷蔵庫に保管したほうがよいって本当ですか？ ——— 120

Question 34 インスリンは冷やしすぎ注意って本当ですか？ ——— 123

Question 35 食後30分にのむ薬を食直後に、食直後にのむ薬を食後10分過ぎてのんだらどうなるの？ ——— 126

Question 36 食間っていつ？どういう薬を食間に服用するの？ ——— 129

Question 37 空腹時の指示がある薬、お腹がすいたと感じるときはないんだけどいつのめばいいの？ ——— 131

Question 38 発作や症状を、即効で解決する頓服薬ってどういう薬で、いつ服用するのですか？ ——— 133

## 2部 薬理学

**Question 1** 薬が受容体に作用するとあるけど、受容体ってなに？ —————— 138

**Question 2** 薬が身体の中に入った後は、どうなるの？ —————— 141

**Question 3** 睡眠薬をのんだ後、どのくらいで寝ればいいのかな？ —————— 144

**Question 4** 薬ののみ合わせについて知りたい！ —————— 147

**Question 5** パーキンソン病の患者さんの口の中が真っ黒なんだけど大丈夫？ —————— 150

**Question 6** 食直前にのむ糖尿病の薬、投与忘れがあるけど、食後じゃダメなの？ —————— 152

**Question 7** 食直前にのむ糖尿病の薬でおならが増えるのは、なぜ？ —————— 155

**Question 8** 食事とのむタイミングが関係ない糖尿病の薬があるのは、なぜ？ —————— 157

**Question 9** 糖尿病治療薬の副作用の乳酸アシドーシスって、患者さんにどう説明するの？ —————— 159

**Question 10** 糖尿病治療薬で尿路感染症が起こりやすくなるのは、なぜ？ —————— 161

**Question 11** 手術の数日前に中止しなくてはいけない薬があるけど、なぜ？ —————— 163

**Question 12** 血中濃度ってよく聞くけど、どういうこと？ —————— 166

**Question 13** 痛みがとれないとき、1回に2倍のめば痛くなくなるのかな？ —————— 168

**Question 14** すぐに効かない痛み止めがあるけど、なぜ？ —————— 170

**Question 15** トラムセット®は、痛み止めが2種類入っているけど、なぜ？ —————— 174

vii

Question 16 ワルファリンをのんでいると、納豆の禁食を
指示するのはなぜ？ ———————————— 178

Question 17 納豆を禁食にしない抗凝固薬があるけど、
なぜ？ ———————————————————— 181

Question 18 グレープフルーツジュースでのんじゃダメな
薬があるけど、なぜ？ ——————————— 184

Question 19 医師から処方されるアスピリンと、市販薬と
して購入できるアスピリンの量が違うのは、
なぜ？ ———————————————————— 187

Question 20 骨粗鬆症の薬って「起きてすぐ、横になっては
ダメ」とか「30分間飲食は避ける」など何かと
たいへんなんだけど…。 ——————————— 190

Question 21 素手で触ってはいけない薬って危険？ ——— 194

Question 22 メトトレキサート投与時に注意しなければ
ならない症状は？ ————————————— 197

Question 23 かぜ様症状に注意する薬ってあるの？ ——— 201

Question 24 目薬をさすと、充血や色素沈着が起こる
のは、なぜ？ ———————————————— 205

Question 25 なぜ、湿布薬を使うときに日光に注意
するの？ ——————————————————— 208

Question 26 褥瘡の薬でパイナップル由来のものが
あるって聞いたけど、ホント？ ——————— 212

Question 27 がん薬物療法で悪心や嘔吐の副作用が出る
のは、なぜ？ ———————————————— 213

Question 28 妊娠中の服用に注意する薬は？ ——————— 216

Question 29 片頭痛の薬は、必ず予感時にのむんだよね？ —— 220

Question 30 狭心症の薬で頭痛や血圧低下が起こるのは、
なぜ？ ———————————————————— 223

Question 31 リン吸着薬（セベラマー）での腸閉塞に
注意するのは、なぜ？————————————— 225

Question 32 前立腺肥大の薬で射精障害が起こるの？——— 227

Question 33 脂質異常症の薬で起こる横紋筋融解症って
どんな症状で、何に注意するの？————— 230

Question 34 認知症治療薬で、パーキンソン症状が悪化
するの？————————————————— 233

Question 35 うつ病の治療薬で血糖値が上がるっていう
けど、どんな関係があるの？————————— 235

Question 36 バイオシミラーって何？—————————— 238

Question 37 痛風を抑制する薬で痛風発作が起こることが
あるの？————————————————— 241

Question 38 漢方薬を服用する際に注意が必要なお菓子が
あるの？————————————————— 244


索引———— 248
編者紹介—— 256

# 1部 薬剤学

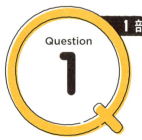

## 1部　薬剤学

## Question 1

口から消化管に入った錠剤は、錠剤の形のままで吸収されるの？

多くの錠剤は胃で、口腔内崩壊錠（OD錠）は口腔内で錠剤が崩壊し、小腸で吸収されます。しかし、一部の錠剤は壊れずに、薬効成分が錠剤から徐々に溶け出して吸収され、錠剤の殻（ゴーストピル）が便に排泄されることもあります。

### 食物および薬の吸収部位

　食物の吸収は、咀嚼して（噛んで）唾液と混ぜ合わせられた後、胃に送られ、さらに粥状に消化され、少しずつ十二指腸に送られて胆汁や膵液の消化酵素によってブドウ糖やアミノ酸などの栄養素に分解されて小腸に送り込まれます。ほとんどの栄養素が長い小腸を進みながら吸収されます。

　錠剤の場合はどうでしょうか。特殊な錠剤を除き、多くの錠剤は食物と同様に小腸で吸収されます。錠剤は錠剤の形のまま消化管に入りますが、そのままでは小腸から吸収できません。錠剤の多くは胃で錠剤の形が壊れて粉状になり、腸で溶解して吸収されます。胃ではなく口腔内で錠剤の形が壊れるのが口腔内崩壊錠（OD錠）です。口腔内で粉状になるのでのみやすくなりますが、口腔内では吸収はされず、吸収は消化管です。

　錠剤は、崩壊、溶出、体内への吸収、作用部位へ到達というプロセスを経てはじめて効果を発揮します。

## 1部／薬剤学

## 吸収しやすくするための形状

**Q1　口から消化管に入った錠剤は、錠剤の形のままで吸収されるの？**

　食物を吸収するためには、咀嚼して形を小さくするだけでなく、口、胃、小腸、膵臓、肝臓、胆嚢などで分泌される消化液によって、食物は消化酵素と混ざり栄養素へと分解されます。しかし、錠剤は咀嚼もされず、消化酵素によって分解されるわけでもありません。消化管に入ると錠剤はなぜ壊れるのでしょうか。

　**図1** に錠剤の製造工程の一例（湿式顆粒圧縮法）を示します。いちばん左の原料を混合、造粒、打錠する工程を経て錠剤になり、さらにできた錠剤に必要なら白糖やフィルムでコーティング（錠剤の周りを包む）をします。錠剤1錠の主薬の量はごくわずかですから、錠剤をつくる原料は、主薬のみならず種々の添加物（賦形剤、結合剤、崩壊剤、滑沢剤など）を混合して錠剤の形にします。

　例えば高血圧症で汎用されるアムロジン®錠10mg 1錠の重さは258mgですが、主薬（アムロジピン）の量は10mgです。この差の248mg（0.245g）が添加物の量となります。この添加物の一つである崩壊剤は、消化液を取り込んで膨潤する（膨らむ）ことによって、錠剤を崩壊させます（ **図2** ／p.4）。

　錠剤が消化管に入った後、錠剤を崩壊させて吸収を容易にさせることを目的として添加されているのが崩壊剤です。多くの錠剤には崩壊剤が入っているので、食物のように咀嚼しなくても消化酵素で分解されなくても吸収できるのです。

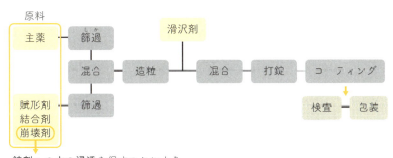

錠剤への水の浸透を促すことにより、
消化管内での崩壊を促進することを目的とする。

**図1　錠剤製造工程（湿式顆粒圧縮法）**

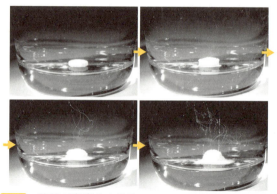

**図2** 錠剤が崩壊する様子

### まとめ

- 特殊な錠剤を除き、多くの錠剤に含まれる崩壊剤が消化管内部で水分を吸収して膨潤するため、錠剤が崩壊し（壊れて）吸収されやすい形状になります。

（倉田 なおみ）

# 1部／薬剤学

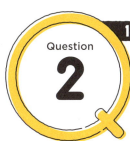

## 錠剤にもいろいろあるけど、何が違うの？

錠剤には舌下錠、徐放錠、腸溶錠、口腔内崩壊錠（OD錠）、チュアブル錠、バッカル錠など、その特徴によって様々な種類があります。全身に行きわたってから作用する薬、局所に留まって作用する薬、また、効き目を長く持続させたりするなどの技術の名称で呼ばれる薬もあります。

　錠剤にはいろいろな呼び名があって頭の中で整理するのが難しいものです。なぜなら、これらは一つの分け方で整理したものではないからです。例えば、子どもに「生き物にもいろいろあるけど、虫とバッタとチワワは何が違うの」と聞かれても、整理してわかりやすく説明できないのと少し似ています。それでも医療現場でよく出てくる薬剤の呼び名は、その特徴を知っていないと医療事故にもつながりかねないので正しく理解することが必要です。

## 錠剤の区分け

　いろいろな錠剤の違いを理解するため、はじめにそれらがどこで吸収され（吸収部位）、どこで効くのか（作用部位）を、　図1　（p.6）に整理してみます[1]）。これを知ることは患者に正しい服薬をしてもらうために、薬の有効性と安全性を確実に理解する基礎となります。

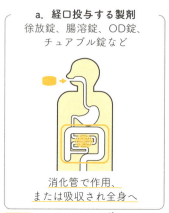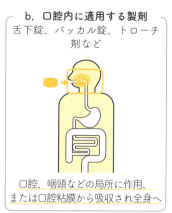

**図1** 錠剤の区分け[1]とこれを服用した際の有効成分のゆくえ

## 1 経口投与する製剤
　　－徐放錠・腸溶錠・OD錠・チュアブル錠など－

　この区分の錠剤（ 図1 a）は、服用後に消化管に達した後、有効成分が吸収されて全身循環して作用するか、消化管に直接作用[2]します。

　この中には、口中で崩壊するOD錠なども含まれますが、どれも「経口」という言葉が示すように口腔を通過した後、消化管に達してはじめて効果を発揮します。つまり「口はただの通過部位である」と覚えておくと理解しやすいと思います。

## 2 口腔内に適用する製剤
　　－舌下錠・バッカル錠・トローチ剤など－

　この区分の錠剤（ 図1 b）では、口がより重要な意味を持ちます。服用後に有効成分は口腔粘膜から吸収されて全身循環されるか（舌下錠、バッカル錠）、あるいは口腔や咽頭などの局所で効果を発揮するか（トローチ剤）、それぞれに応じた呼び名で区分されています。

1部／薬剤学

## それぞれの製剤の呼び名について

ここからは、医療の現場でよく使われる製剤の呼び名について具体的に紹介します。

### 1 経口投与する製剤

図2 は、この区分の錠剤の呼び名と、それが服用後にどこで崩壊してどこで有効成分を放出する（溶け出す）かのイメージを示したものです。

- **一般的な錠剤**：多くの錠剤は服用後に胃で崩壊したのち、有効成分が溶け出しながら主に小腸上部にて消化管膜を通して吸収されます。普通錠あるいは一般錠と呼ばれることもあります。
- **チュアブル錠**：シングレア®チュアブル錠5mg（モンテルカストナトリウム）など。噛んで服用する錠剤で、特に薬をうまくのみ込めない小児や、水分を制限されている患者に用いられます。
- **OD錠（口腔内崩壊錠）**：アリセプト®D錠（ドネペジル塩酸塩）など。唾液や少量の水で自ら崩壊するようにつくられた錠剤です。こちらも薬をうまくのみ込めない人や、水分を制限されている場合でものみやすいよう

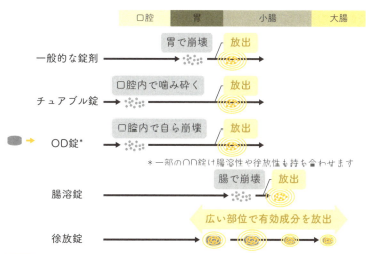

**図2** 経口投与する製剤の消化管内での崩壊と有効成分の放出部位
主薬が放出する消化管の部位を黄色の文字で示した

に作られています。

- **腸溶錠**：オメプラゾン®錠10mg、20mg（オメプラゾール）など。有効成分が胃内で分解するのを防いだり、胃に対する刺激を低減させるなどの目的で、胃で溶け出さずに小腸に移動してから溶け出すよう設計されたものです。
- **徐放錠**：テオドール®錠50mg、100mg、200mg（テオフィリン）など。投与回数を減らしたり副作用を抑えるなどの目的で、有効成分がゆっくりと溶け出し、効果が長く続くように加工したものです。

## 2 口腔内に適用する製剤

図3 は、この区分の錠剤を口腔内で置く位置を示したものです。

- **舌下錠、バッカル錠**：ニトロペン®舌下錠0.3mg（ニトログリセリン）、イーフェン®バッカル錠50μg～800μg（フェンタニルクエン酸塩）など。いずれも有効成分を口腔粘膜から全身へと吸収させる錠剤で、のみ込んだり、かみ砕いたりしてはいけません。

  舌下錠は舌の下に入れ、速やかに吸収させる錠剤で、バッカル錠は歯と歯ぐきの間にはさみ、ゆっくり吸収させる錠剤です。

  どちらも経口投与する錠剤とは異なり、有効成分は肝臓での代謝分解を受けずに全身循環に達します。間違ってこれらの錠剤を飲み込んでしまうと効き目が期待できなくなる薬もあるので、患者へ正しく伝えることが極めて重要となります。

- **トローチ剤**：SPトローチ0.25mg「明治」（デカリニウム塩化物）など。口腔内でゆっくり溶ける、または崩壊することによって、口腔や咽頭などの局所に適用する錠剤で、保険調剤上は外用薬に分類されます。この錠剤はチュアブル錠と同様にドーナツ型など服用時の窒息を防止できる形状となっています。

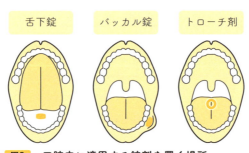

**図3** 口腔内に適用する錠剤を置く場所

## 1部／薬剤学

### 3 つぶしや分割について

　錠剤にどのような工夫がなされていて、どのような取り扱い上の留意点があるかについては Q3（p.12,13）および Q4（p.16）で具体的に取り上げますが、錠剤をつぶしたり、分割してしまうと期待した効果が発揮されなかったり、思わぬ副作用が出てしまう可能性もあります。そこで、経管投与が必要となる状況においては錠剤をつぶさないで約55℃のお湯に入れて崩壊させてから投与する簡易懸濁法＊という手法で投与します。経口投与の場合にも活用されています。

　腸溶錠や徐放錠においても、分割してよいものやダメなものが多く、必ず薬剤師と相談することが重要です。

＊簡易懸濁法とは、錠剤やカプセルを粉砕・開封せず、そのままお湯に入れ崩壊懸濁させたあと経管投与する方法です。

#### まとめ

- 錠剤の呼び名は、それぞれの持つ特徴に応じて付けられています。

- それぞれの錠剤の呼び名を知ることで、服用した後どこから吸収され（吸収部位）、どこに効くのか（作用部位）を理解することができます。

- それぞれの特徴を知っておくことが、医療現場でのつぶしや間違った服用方法による効果の低下、副作用の発現を防ぐことにつながります。

（今野 勉）

**参考文献・資料**

1) 第十八改正日本薬局方（2021年6月7日　厚生労働省告示第220号）
2) 川西徹. 第十六改正 日本薬局方製剤総則における「経口投与される製剤」および「口腔内に適用する製剤」－口腔内崩壊錠の位置づけ－. Pharm Tech Japan. 2012; 28: 208.

---

**Q2** 錠剤にもいろいろあるけど、何が違うの？

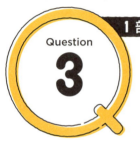

1部 薬剤学

## Question 3 口腔内崩壊錠が口の中で簡単に壊れるのは、なぜ？

**A** OD錠とも呼ばれるこのタイプの錠剤には、その内部に多くの"すきま（空隙）"が存在するなど、速やかに水分を取り込むための工夫がされています。

　口腔内崩壊錠（OD錠）は，唾液や少量の水で速やかに口の中で壊れるので、高齢者やのみ込む力が弱まっている患者などでも無理なく服用できるように配慮された薬です。OD錠は、一般的な錠剤と、唾液だけでのんでも効き目や安全性に変わりはありません[1,2]。

### OD錠が簡単に壊れるわけ

　どうしてOD錠は、唾液や少量の水で速やかに壊れるのでしょうか。実はOD錠は食品やその他の製品にも使われている技術を巧みに応用しているのです。
　はOD錠に使われている3つの代表的な技術を製品例とともにまとめたものです[3,4]。

- 凍結乾燥（フリーズドライ）法：これはインスタントコーヒーや用時溶解する注射剤にも使われている技術を応用したものです。まず、薬の有効成分と糖類などに水を加えて懸濁した液を氷点下で凍結します。すると、水が糖から分離して氷晶と呼ばれる細かな領域が数多く生じ（ aの②）、これを真空にすると水が昇華して抜け出し、この部分が"すきま（空隙）"となって残ります。

1部／薬剤学

Q3 口腔内崩壊錠が口の中で簡単に壊れるのは、なぜ？

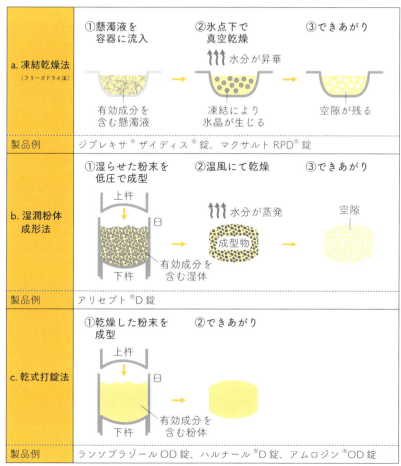

**図1** OD錠の主な技術と製品の例

　この"すきま"が服用の際に水を引き入れる役割を果たすのです。錠剤を口に含むと、唾液が瞬時に内部に侵入します。錠剤の形を保つための骨組みの役割をしていた糖類は溶けやすいので、極めて速やか（通常1〜2秒）に錠剤が壊れはじめます。ただし、この錠剤は脆いので取扱いには注意が必要です。

- 湿潤粉体成形法：これはラムネ菓子の製法にも使われているものです。有効成分を含む粉末を湿らせたのち、低い圧力で固め（泥だんごのイメージ

11

です）、これを加温しながら風をあてて乾かします。乾燥するにつれて一般的な錠剤のように固くなりますが、内部の水分が蒸発した跡が"すきま"となって残り、これが服用した際に水を引き入れる役割を果たすのです（**図1** **b**の③）。

この方法で作った錠剤は、口中で崩壊するまでの時間が凍結乾燥法で作ったものよりやや長くなりますが、普通の錠剤と同じような硬さがあって脆くないので取扱いやすいのが特徴です。

● **乾式打錠法**：一般的な錠剤と同じような方法でつくりますが、口中で速やかに崩壊するための添加物を含んでいます。その添加剤とは紙おむつに使われている素材をイメージするとわかりやすいかもしれません。添加物自体が大量の水分を瞬時に吸収して何倍にも膨れ上がる性質があるので、口に含むと錠剤が速やかに壊れるのです（**図1** **c**）。

この方法で作った OD 錠は、その内部に特殊な機能を持つ粒子を入れるのに適しています（Q4〈p.17,18〉にて紹介）。一方で錠剤が崩壊するためには多めの水を必要とするので、唾液が少ないとされる高齢者が服用する際にはやや服用しづらい傾向があります[5]。

## OD 錠ってつぶしても大丈夫？

OD 錠には速やかに崩壊するというイメージがあるためか、どれも「つぶしたり」「口中で噛んでもよい」と思われがちです。しかし、OD 錠の中には特殊な工夫を施した小さな粒が錠剤中にたくさん入っているマルチプルユニット（Q4〈p.16,17〉参照）というものもあるので、つぶしても大丈夫というわけではありません。

胃に刺激がある有効成分の場合、胃で溶け出さずに小腸に移動してから溶け出す工夫がなされています。この技術を「腸溶」と言います。通常の腸溶錠は、口中ではもちろんのこと胃の中でもそのままの形を保ったままであり、腸に移動してはじめてその形が崩れ（崩壊し）て主薬が溶け出します。口に含むと速やかに崩壊する OD 錠はどうやって腸溶にできるのでしょうか。

胃潰瘍の治療に使われるタケプロン ®OD 錠 15mg、30mg（ランソプラゾール）は、その内部にたくさんの粒を分散させた構造となっており[6]

## 1部／薬剤学

Q3 口腔内崩壊錠が口の中で簡単に壊れるのは、なぜ？

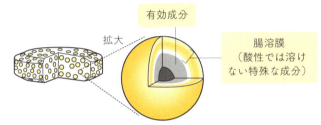

図2 タケプロン®OD錠の内部構造イメージ

福田誠人. 製剤化のサイエンス 第31回；タケプロンOD錠. ファルマシア. 2013; 49: 323-325. より作成

（ 図2 ）、この一つひとつの粒が腸溶錠と同じ役割を担っているのです。

この錠剤を服用すると、唾液によって口腔内で錠剤が速やかに崩壊し、同時に内部にあった腸溶性の粒が分散して出てきます。そしてこれらの粒は酸性である胃内では溶けずに中性になる腸ではじめて溶け出すのです。

もし、このようなOD錠をゴリゴリつぶしたり噛んだりすると内部の粒が壊れ、腸溶性が失われることで期待した効果が望めなくなります。

また、OD錠の中には長時間の効果を期待して、有効成分が少しずつ溶け出すように「徐放」と呼ばれる工夫をしたものもあります。例えば、排尿障害改善剤のハルナール®D錠0.1mg、0.2mg（タムスロシン塩酸塩）も、図2 と同様に内部に有効成分を含んだ徐放性の粒子が多数含まれています[7]。この粒一つひとつが徐放の性質を持っているのです。

これをすりつぶしたり噛んだりするとその徐放性が失われ、結果として有効成分の血液中の濃度が急激に上昇し副作用が生じる恐れがあるのです。

## まとめ

- 口腔内崩壊錠（OD錠）は、口に含んだ際にできるだけ多くの水分を素早く錠剤中に取り込むためのいくつかの技術を巧みに応用してつくられています。

- OD錠の中には、特殊な工夫を施した粒が内部に分散しているものもあります。

- OD錠をつぶしたり噛んだりすると粒が壊れ、期待した効果が望めなくなったり、副作用につながる可能性が生じます。

- 医療従事者はOD錠の特徴を理解し、また必要があれば薬剤師に確認するようにして、服用時の留意点を患者に正しく伝えることが重要です。

（今野 勉）

**参考文献・資料**

1) 医薬品医療機器総合機構. 知っておきたい薬のはなし https://www.pmda.go.jp/safety/consultation-for-patients/on-drugs/qa/0002.html(2023年12月18日閲覧)
2) レギュラトリーサイエンス学会(監修). 医薬品製造販売指針2022. じほう, 2022, pp.991-992.
3) 森田豊. バリアフリー製剤の現状：速崩壊型錠剤を中心に. 薬剤学, 2004; 64: 294-299.
4) 増田義典. クスリ新時代を拓いた口腔内崩壊錠 普遍化への道. Pharm Tech Japan. 2014; 30: 45-49.
5) 村山信浩ら. ファモチジン含有速崩壊性錠剤の崩壊性の比較. 昭和大学薬学雑誌. 2011; 2: 2-149.
6) 福田誠人. 製剤化のサイエンス 第31回；タケプロンOD錠. ファルマシア. 2013; 49: 323-325.
7) アステラス製薬株式会社. ハルナールD錠 インタビューフォーム第13版 (2022年3月改訂)

# 1部／薬剤学

## Question 4

### 1日3回飲む錠剤と1回だけ飲む錠剤って、何が違うの？

**Answer** 同じ有効成分でも服用回数が異なる錠剤があります。このうち、少ない服用回数の錠剤には、1回の服用で効果を長続きさせるための特殊な工夫が施されています。

薬の有効成分はそれぞれ効果の持続性が違うので、1日1回だけ服用するものもあれば、1日3回あるいはそれ以上服用する必要があるものもあり、さらには、骨粗鬆症治療薬であるフォサマック®錠35mg（アレンドロン酸ナトリウム水和物）[1]のように1週間に1回服用するだけのものもあります。

しかし、有効成分は同じなのに服用回数が異なる錠剤があるのはなぜでしょうか。

## 徐放性製剤とその仕組み

患者にとって、1日の服薬回数が多いと生活の中で適切に服薬することができず、期待する治療効果が得られないことがあります。そのような問題を解決するために、薬の効果が長く続く徐放錠と呼ばれるものが開発されています。

外からはただのかたまりのようにしか見えない錠剤にどのような工夫がなされているかを見てみましょう。 図1 （p.16）は徐放錠によく使われる放出を制御する仕組みを示したものです。

どちらも 図1 （p.16）の黄色い部分で有効成分の外部への放出をコントロールします。 図1 a は、有効成分の周りを水に溶けない成分（徐放性基

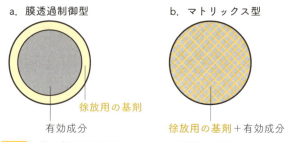

**図1** 薬の放出を制御するための代表的な仕組み
（注）黄色部分で有効成分の放出の速さを制御する

剤）で覆った膜透過制御型と呼ばれるものです。この膜には微小なすきまが多数あるので、有効成分はここを通って少しずつ外に放出されます。

**図1** b は、あらかじめ有効成分を水に溶けない成分（徐放性基剤）の中に混ぜて埋め込んだマトリックスという形態にしたものです。有効成分はこのマトリックスの間の狭いすきまを通って少しずつ移動するため、時間をかけてゆっくり放出されます。

てんかんなどの治療に使用されるデパケン®錠（バルプロ酸ナトリウム）には、普通錠に加えて、より服用回数の少ないデパケン®R錠 100mg、200mg があります。

このデパケン®R錠は、水に溶けない成分中に有効成分を埋め込んでマトリックスとしたうえ、さらにこの外側を水に溶けない成分の被膜で覆った錠剤です（ **図2** ）[2]、つまり **図1** で説明した2つの仕組みを組み合わせることにより有効成分の効果の持続性をより確かにする工夫がなされているのです。

このような徐放錠を噛んだり粉砕したりすると、有効成分が時間をかけてゆっくり放出するという機能が失われて、血液中の濃度が急激に上昇するなどの重大な副作用につながる危険性があることを知っておいてください。

## マルチプルユニットとよばれる徐放錠

徐放錠の中には、有効成分をゆっくり放出する機能を持つ粒子を普通の錠剤の中に多数散りばめたものがあります。

気管支ぜんそくの治療薬であるテオドール®錠 100mg、200mg（テオフィリン）は、有効成分の一部を普通の錠剤に混ぜ込むとともに、残りの有効成

1部／薬剤学

Q4 1日3回飲む錠剤と1回だけ飲む錠剤って、何が違うの？

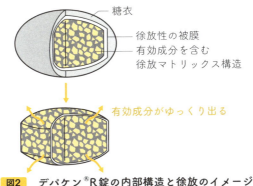

**図2** デパケン®R錠の内部構造と徐放のイメージ

協和キリン株式会社：デパケン®R錠, インタビューフォーム（2023年7月改訂）より作成

分を含む徐放性の粒子を多数散りばめたマルチプルユニット型の徐放錠と呼ばれています（ 図3 ）。

　この錠剤を服用すると、錠剤がすばやく崩壊することで有効成分であるテオフィリンの一部が直ちに放出され、それとともに多数の粒子も外に露出します。その後、この粒子から残りのテオフィリンが時間をかけて徐々に溶け出してきます[3]。このような工夫によって、テオドール®錠は徐放の工夫を施していないテオフィリン錠と比較してその効果が長い時間続くのです[4]。

　テオドール®錠はこのような構造のため、割線で2つに割ることは可能です。粒子が壊れない限り徐放の機能は失われません。しかし、噛んだり粉砕したりすることは避けてください[4]。このようなマルチプルユニット型の製剤であっても、粒子を破壊してしまうと急激な有効成分の放出が起こり、重大な副作用が現れる危険性があるからです。

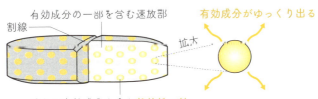

**図3** テオドール®錠100mgおよび同錠200mgの内部構造の模式図

（注）黄色部分が徐放性の粒子

17

すでに Q3（p.12,13）で述べた通り、唾液や少量の水で速やかに口の中で崩壊する口腔内崩壊錠（OD錠）と呼ばれるものにもマルチプルユニット型の徐放剤があります。つまり、有効成分を含んだ多数の徐放性の粒子が OD 錠の中に散りばめられています。このような OD 錠でも噛んだり粉砕したりすることを避けることが重要です。

なお、嚥下困難な患者に対しては、錠剤やカプセルをつぶすことなくそのまま約 55℃のお湯に入れ、崩壊させて経管・経口投与する簡易懸濁法[5] が適用可能な場合もあるので、個別に薬剤師に相談してください。

---

### まとめ

- 患者にとって、生活の中で適切に服薬することができるよう服薬回数を減らす工夫をした薬が徐放錠です。

- 徐放とは、時間をかけて少しずつ有効成分を放出するための仕組みです。

- 速やかに崩壊するというイメージがある OD 錠の中にも徐放機能を持ったものがあります。

- 徐放錠は、噛んだり粉砕したりすると重大な副作用につながる危険性があります。

（今野 勉）

---

**参考文献・資料**

1) オルガノン株式会社. フォサマック錠35mg インタビューフォーム（2023年1月改訂）
2) 協和キリン株式会社. デパケンR錠 インタビューフォーム（2023年7月改訂）
3) 橋田充（監）, 高倉喜信（編）. 図解で学ぶDDS―薬物治療の最適化を目指す先端創薬技術. じほう, 2010. p39.
4) 田辺三菱製薬株式会社. テオドール錠 インタビューフォーム（2009年2月改訂）
5) 藤島一郎（監）, 倉田なおみ（編）. 内服薬 経管投与ハンドブック　第4版 簡易懸濁法可能医薬品一覧. じほう, 2020.

1部／薬剤学

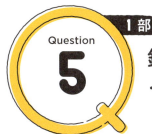

## Question 5　1部 薬剤学
## 錠剤をよく見たら、層になっているんだけど、どうして？

**錠剤には、相性のよくない成分どうしを離したり、あるいは複数の役割を持たせるために、層で区切られているものがあります。**

　見た目ではよくわかりませんが、1つの錠剤がいくつかの異なる領域で区切られているものがあります。その区切り方には大きく分けて 図1 のように2つあります。

　このうち「多層錠」は、いくつかの異なる成分の層を重ねてつくったものです。「有核錠」は、内核となる錠剤を異なる成分の外層で包むようにしてつくられます。

　錠剤の中を区切る理由としては以下が考えられます。
- 混ぜると分解しやすい2種の有効成分（主薬）を1つの薬にまとめる
- 一方の有効成分だけを腸で溶けるようにするなど、他方の有効成分と消化管での放出する場所を変える
- 服用後に有効成分の一部を速く溶かし、残りをゆっくり溶かすようにする
- 抗がん薬による曝露を防ぐ*ため有効成分を内部に封じ込める

　＊抗がん薬は、がん細胞に対して抗腫瘍効果を持つ一方で正常細胞にも影響を与えるものが多く、発がん性などの毒性を有する薬となっています。そのため、この薬を扱う医療関係者などが直接皮膚に触れたり吸ったりすることを防ぐ必要があります（p 194）。

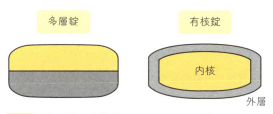

図1　多層錠と有核錠の断面のイメージ

## 多層錠

多層錠は、異なる成分を積み重ねた構造なので、概してシンプルでつくりやすいです。

シナール®配合錠は有効成分としてアスコルビン酸とパントテン酸カルシウムが含まれています。しかし、前者は酸性で後者はアルカリ性なので、本来は混ぜると分解が進んでしまう組み合わせです。そこでこの錠剤では、図2 a のようにアスコルビン酸を中間において、その両側をパントテン酸カルシウムではさんで、安定性を確保しています[1]。

なお、実際のシナール®配合錠の各層はすべて淡黄色のため境目がわからず均一な成分でできているように見えます。これを粉砕すると有効成分どうしが混ざって劣化してしまうので粉砕できません。

慢性疼痛などの鎮痛剤であるツートラム®錠25mg、50mg、100mg、150mg（トラマドール塩酸塩）は、図2 b のように2層になっています。「速放部」からは有効成分が速やかに溶け出し、一方の「徐放部」からは有効成分がゆっくり持続的に溶け出します。この錠剤は速やかに効きはじめるとともに1日2回の投与でその持続性が期待できるように設計されているのです[2]。

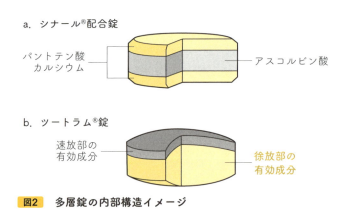

図2　多層錠の内部構造イメージ

## 有核錠

多層錠がシンプルでつくりやすいのに対して、有核錠はやや高度な技術を必要とします。しかし、有核錠は意図した機能をより確かに発揮できる構造となっているのが特徴です。

ワントラム®錠100mg（トラマドール塩酸塩）は、すでに紹介したツートラム®錠と同じ有効成分を含みますが、こちらは 図3 a のようなつくりになっていて、より少ない服用回数で効果を発揮します[3,4]。

この錠剤を服用すると、まずは外側を覆っている「速放部」からは有効成分が速やかに溶け出します。その後に遅れて、内核の「徐放部」に水が浸透し始めます。内核には水を含むと少しずつ膨らむ添加剤が含まれているため、その中の有効成分がよりゆっくりと長時間にわたって溶け出してくるのです。

このような工夫によって、ワントラム®錠は1日1回の服用で期待した効果が現れます。ちなみに、すでに紹介した1日2回服用する薬がツートラム、こちらの薬は1日1回なのでワントラムという名前になっています。

ところで、この有核錠は外から見ても2層になっているようには見えません。このため錠剤を割ったりつぶしたりしてしまいそうですが、そのような操作をすると内部の有効成分が急速に溶け出してしまい、副作用を生じるおそれがあるのでやってはいけません。

がん治療に使用されるティーエスワン®配合OD錠T20・T25（テガフー

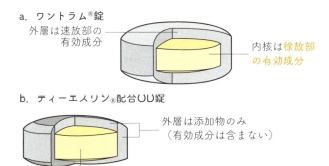

**図3** 有核錠の内部構造のイメージ

ル・ギメラシル・オテラシルカリウム配合剤）は唾液だけでものめるという服用性に加えて、医療従事者や患者家族が抗がん薬に曝露されることを防ぐため有核錠となっています。

この錠剤は **図3** **b**（p.21）のように内核に抗がん作用のある有効成分をすべて閉じ込めることでその飛散を防いでいます[5]。

## まとめ

- 錠剤の内部が異なる領域で区切られているものがあり、その構造によって多層錠と有核錠に分類されます。

- 多層錠でも、見た目にはわからない錠剤もあります。

- この区切りは、混ぜると分解しやすい2つの成分を離したり、有効成分を速く溶ける部分とゆっくり溶ける部分に分けたいときなどに使います。

- 抗がん薬による曝露を防ぐためにもこの区切りが使われます。

- この区切りのある薬を割ったり、つぶしたりすると本来の機能が失われたり、効果を発揮しなくなったりします。

（今野 勉）

**参考文献・資料**

1) 塩野義製薬株式会社．シナール配合錠 インタビューフォーム第12版（2023年4月改訂）
2) 日本臓器製薬株式会社．ツートラム錠 インタビューフォーム第9版（2022年12月改訂）
3) 日本新薬株式会社．ワントラム錠 インタビューフォーム第11版（2023年7月改訂）
4) 日本新薬株式会社．ワントラム®錠 患者向け資材 分割・粉砕投与に関する注意．
5) 山本浩充．日本薬剤学会第39回製剤・創剤セミナー報告．薬剤学．2014; 74: 428-430.

1部／薬剤学

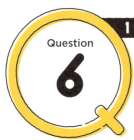

## Question 6 錠剤をつぶしたり、カプセルを外してのませているけど、問題ない？

錠剤をつぶしたことにより、命に関わる副作用を起こしたアクシデントが報告されています。薬剤師の確認なしに錠剤をつぶしたり、カプセルを外して患者にのませるのは危険です。

　錠剤が上手に服用できない、経管投与を行うなどの理由で錠剤をつぶして粉末状にせざるを得ないことも多いと思いますが、結論から言えば、薬剤師の確認なしに錠剤やカプセルの中の薬を粉砕して患者に投与することは避けてください。錠剤をつぶさないと患者が薬を飲めないときには、薬剤師に相談しましょう。薬剤師は錠剤をつぶさなくても投与できるように、外用薬や口腔内崩壊錠などのように違う剤形に変更したり、他の薬に変えるなど検討します。

### 錠剤をつぶしたことで起こったアクシデント

　錠剤をつぶしたことによって命に関わるアクシデントが起こっています。特に徐放性製剤は絶対につぶしてはいけない錠剤です。ニフェジピンCR錠を胃瘻から投与するために粉砕し、急激な血圧低下により人工呼吸器や昇圧剤を使用した事例や、麻薬を腸瘻から入れるために粉砕し呼吸状況が悪化した症例などが2020年に続き2023年にも医療安全情報として発出されています[1,2]。カプセル充填薬の粉砕によっても同じような状況が起こっています（ 表1 ／ p.24）。

23

**表1** 特に粉砕投与についての報告が多い徐放性製剤

| 販売名など | 一般名 | 薬効分類名 |
|---|---|---|
| アダラート®CR錠<br>（後発）<br>ニフェジピンCR錠<br>ニフェジピンL錠 | ニフェジピン | 持続性Ca拮抗薬<br>高血圧・狭心症治療薬 |
| インヴェガ®錠 | パリペリドン | 向精神病薬 |
| インチュニブ®錠 | グアンファシン塩酸塩 | ADHD治療薬 |
| エブランチル®カプセル | ウラピジル | 排尿障害改善薬・降圧薬 |
| グラセプター®カプセル | タクロリムス水和物 | 免疫抑制薬 |
| ケアロード®LA錠 | ベラプロストナトリウム | 経口プロスタサイクリン（PGI₂）誘導体徐放性製剤 |
| コンサータ®錠 | メチルフェニデート塩酸塩 | 中枢神経刺激剤 |
| テオドール®錠<br>ユニフィル®LA錠<br>ユニコン®錠 | テオフィリン | キサンチン系気管支拡張薬 |
| デパケン®R錠<br>セレニカ®R錠<br>（後発）<br>バルプロ酸ナトリウムSR錠 | バルプロ酸ナトリウム | 抗てんかん薬<br>躁病・躁状態治療薬<br>片頭痛治療薬 |
| トビエース®錠 | フェソテロジンフマル酸塩 | 過活動膀胱治療薬 |
| ナルサス®錠　※麻薬 | ヒドロモルフォン塩酸塩 | 持続性がん疼痛治療薬 |
| フェロ・グラデュメット®錠 | 乾燥硫酸鉄 | 徐放型鉄剤 |
| プロタノール®S錠 | dl-イソプレナリン塩酸塩 | 心機能・組織循環促進薬 |
| ベタニス®錠 | ミラベグロン | 選択的β3アドレナリン受容体作動性過活動膀胱治療薬 |
| レキップCR錠 | ロピニロール塩酸塩 | ドパミンD₂受容体系作動薬 |
| レグナイト®錠 | ガバペンチン エナカルビル | レストレスレッグス症候群治療薬 |
| ワントラム®錠 | トラマドール塩酸塩 | 持続性がん性疼痛治療薬 |

医薬品医療機器総合機構. PMDA医療安全情報 No.65（2023年3月）より作成

## 錠剤がつぶせない理由

　錠剤がつぶせない理由はいろいろありますが、ここでは2つ紹介します。
一つ目は錠剤は単なる粒ではなく、その粒の中に秘密が隠された芸術品のよ

# 1部／薬剤学

**Q6** 錠剤をつぶしたり、カプセルを外してのませているけど、問題ない？

うなものだからです。もう一つの理由は、薬の成分によっては強烈な味やにおいがあるからです。

## 錠剤に隠された秘密 ── 薬は芸術品

　錠剤をのんで消化管内に入った後、錠剤が崩壊する部位と成分が放出する部位を 図1 に示します。どの錠剤も同じような粒に見えますが、崩壊、溶出する部位は様々で、例えば早く効いて欲しい痛み止めなどの速放性製剤は、胃で壊れて成分がすぐに小腸で吸収されます。一方、降圧剤などの慢性疾患の薬は1日1回服用するだけの徐放性製剤になっていて、錠剤は壊れずに消化管を移動しながら成分が徐々に放出するように工夫されています。このように各錠剤には、最大限効果が発揮できるような様々な工夫が施されています。

　錠剤の崩壊部位や成分の放出速度を調整するために、錠剤には様々な種類（素錠、多層状、内核〈有核〉錠、糖衣錠、フィルムコーティング錠など）があります（ 図2 ／p.26）。

　例えば、アダラート®CR錠は内核錠（有核錠）で、最初に外側の錠剤から、12時間後に内側の錠剤から成分が放出することにより24時間効果が持続するように設計されています（ 図3 ／p.26）。これをつぶすと一気に血中

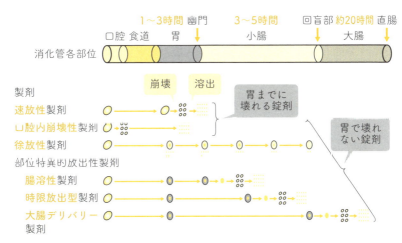

**図1　各種経口投与製剤の消化管内における製剤崩壊・薬物溶出（放出）部位**
橋田充（監），高倉善信（編），図解で学ぶDDS，じほう，2010；72．より作成

25

| 分類 | 特徴 | 模式図 |
|---|---|---|
| 素錠 | 錠剤の表面にコーティングなど特に何も施していない錠剤。裸錠ともいう | |
| 多層錠 | 組成の異なる2層以上で圧縮形成された錠剤 | 成分A／成分B |
| 内核錠（有核錠） | 内核錠の周りを組成の異なる層で覆って成形された錠剤 | 核錠 |
| 糖衣錠 | 素錠の周りを砂糖で包んだ錠剤。白糖で覆うことにより、苦味などをマスクすることができる | 糖衣 |
| フィルムコーティング錠 | 素錠の周りを水溶性の高分子の膜で覆った錠剤 | フィルム |

**図2** 錠剤の形態による分類

飯村菜穂子ら（編著），実践製剤学 第3版，京都廣川書店，2021；p77．より作成

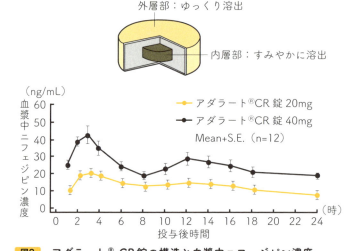

**図3** アダラート® CR錠の構造と血漿中ニフェジピン濃度

健康成人にニフェジピン徐放錠を単回投与した時の血中未変化体濃度の推移
倉田なおみ（編著），繁用薬のこれなんで．2021；p78より引用

濃度が高くなり、血圧が下がりすぎることがあります。また、タケプロン®OD錠は、口腔内崩壊錠ですから錠剤は口腔内ですぐに壊れますが、錠剤内のオレンジ色の0.3mmの小さな粒は一粒一粒が7層構造になっていて腸ま

で運ばれます。成分であるランソプラゾールは胃酸で効果を失うため、7層にして胃酸から守っているのです。ですから、この粒をつぶすと効果がなくなります。患者が噛んでも同様に効果がなくなります。

このような工夫がされた錠剤を粉砕することは芸術品を壊すようなことであり、副作用を起こしやすくしたり、効果を減弱させたりすることになります。

また、薬の成分には強烈な苦みやにおい、刺激があるものも多く、それをマスクするため錠剤表面をフィルムで包んだフィルムコート錠や白糖で覆った糖衣錠にすることがあります。これらの錠剤をつぶすと、隠されていた味やにおいがもろに出てきます。苦みの強い睡眠導入剤をつぶして寝る前に口に入れられたら苦みで眠れなくなりますし、苦い食後薬を食事に混ぜて食べさせられたら拒食にもなりかねません。成分の味やにおい、刺激を知らずに錠剤をつぶすことは避けるべきことなのです。

## 粉砕するときは

患者が錠剤を飲めなくて他の代替薬がない場合、薬剤師はつぶしてはいけない錠剤でないことを確認し、医師に相談したうえで錠剤を粉砕することもありますので、錠剤の粉砕が一概にいけないというわけではありません。薬剤師がつぶすときには乳鉢や乳棒、錠剤粉砕機で粉砕するなど、普段は馴染みのない機器を使用します。また、医薬品の有効成分の中には生理活性が非常に高いものがあるので、作業者は粉末の飛散、吸引に充分注意します。望ましくは手袋、マスク、保護メガネを着装し、人がいないところで、大きな紙を敷いた上で作業をするなど、例え粉末が飛散したとしても回収できる工夫をしたうえで作業を行います。抗がん薬などは粉砕しません。

ですから、薬剤師の判断なしに錠剤をつぶすことは危険な行為なのです。たとえ粉砕ができる錠剤であっても留意すべき点はたくさんあり、医薬品ごとに異なります。

多くの錠剤は市場流通時にその形が壊れないように固く成形されているので、介護者や看護師、あるいは患者自身が錠剤をつぶしてのむことは面倒で大変な作業であると感じると思いますが、つぶしにくくしているので当然面倒なはずです。錠剤は、錠剤のまま服用することが望ましいので、患者が

錠剤をのめない場合には、つぶすことはせずに、まずは薬剤師に相談することがいちばんの解決策です。

## まとめ

● 錠剤は、同じような粒に見えても成分の放出する速さや部位などに様々な工夫がなされています。

● 粉砕するとその工夫が破綻し、有害な副作用が生じたり、効果がなくなることもあるので、どうしても粉砕が必要なときは薬剤師や医師へ相談してください。

（倉田 なおみ）

**参考文献・資料**

1）日本医療機能評価機構. 医療安全情報NO.158. 2020.
2）医薬品医療機器総合機構. PDMA医療安全情報NO.65. 2023.

1部／薬剤学

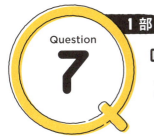

## Question 7 1部 薬剤学
## 噛んでのむ錠剤は、噛まないと効果が出ないの？

噛み砕いて服用するタイプの錠剤を「チュアブル錠」と言います。なかには、よく噛まないと効果が減少してしまう製品もあります。

チュアブル（chewable）とは「噛むことができる」ことを意味し、以下のようなメリットがあります。

- 噛み砕いたり、唾液で溶かしたりして服用できるので、薬をのみ込むのが苦手な小児や高齢者が服用しやすい薬です。
- 水がなくても服用できるため、腎臓病などで水分制限が必要な患者にも用いられます。
- 錠剤を大きくすることができるので服用量が多い薬に適しています。

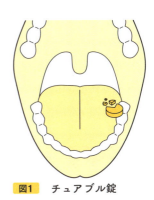

図1　チュアブル錠

### 噛んで飲み込むチュアブル錠

チュアブル錠は噛み砕かずに服用すると吸収が遅れたり、効果が十分に発揮されない場合があります。例えばホスレノール®チュアブル錠（炭酸ランタン水和物）は、慢性腎臓病患者に用いられる薬で、水分制限を受けている患者が服用することが多いことから、水なしで服用できるのがメリットです。

しかし、このチュアブル錠は、服用後に錠剤自体が崩壊したり溶けたりしにくいため、よく噛み砕かずに服用すると、その小片によって腸管穿孔（穴があくこと）を起こしたり[1]、期待した効果が弱まってしまうことが報告さ

れています[2]。

　このことからホスレノール®チュアブル錠は、「口中で十分に噛み砕き、唾液または少量の水でのみ込むことが必要」[1]とされています。本剤は噛み砕きが不十分であると薬の効果に影響することから、患者には少なくとも10回は噛み砕くことを伝えるのが望ましいでしょう[2]。

　一方で、ホスレノール®チュアブル錠と同様の効果を持つピートル®チュアブル錠250mg、500mg錠（スクロオキシ水酸化鉄）は、有効成分が分散・懸濁しやすい性質があることから服用後10分〜15分で自然に崩壊します。そのため、この薬は治療効果に噛み砕き方が影響せず、「のみ込める程度まで噛み砕いて服用」[3]すればよいことになります。

　気管支喘息などの治療に使われるキプレス®チュアブル錠5mgやシングレア®チュアブル錠5mg（いずれもモンテルカストナトリウム）も、服用すると唾液で崩壊するようになっているため、「噛まずに口中で溶かすか、噛み砕いて服用」[4,5]することができるチュアブル錠です。

　このように、チュアブル錠を患者に説明する際には、その服用のしやすさを伝えるとともに、薬剤師からの情報をもとにその薬をどの程度咀嚼する必要があるのかを伝えることが重要です。

## チュアブル錠を違うタイプに代えてもよい？

　錠剤、カプセル剤、顆粒剤、散剤など薬のそれぞれの形を「剤形」と言います。チュアブル錠も剤形の一つで、噛まないでのみ込む一般的な錠剤と区別されています。多くの錠剤は有効成分が同じであれば、それがどのようなタイプの剤形であろうと薬の効き目には差がないため、患者ののみやすさなどを考慮して剤形を変更することが可能です。

　しかし、チュアブル錠の中には効き目に違いが生じるため、他の剤形に変更することができないものもあり注意が必要です。具体的には前項で触れたキプレス®チュアブル錠やシングレア®チュアブル錠（いずれもモンテルカストナトリウム）がこれに該当します。

　表1は4種のモンテルカストの剤形を比較してみたものです。このうち同じ服用量であれば、フィルムコーティング錠とOD錠は有効成分が体に入っていく速さや量は同じなので、どちらを選んでも問題はありません。こ

## 1部／薬剤学

**表1** モンテルカストの各製剤間での互換性＊

| 販売名 | フィルムコーティング錠 10mgおよび錠5mg | OD錠 10mg | チュアブル錠 5mg | 細粒 4mg |
|---|---|---|---|---|
| 適用対象となる患者 | 成人 | 成人 | 6歳以上の小児 | 6歳未満の小児 |
| 用法・用量の抜粋（気管支喘息の場合） | 10mgを1日1回 | 同左 | 5mgを1日1回 | 4mgを1日1回 |
| 同一含量としたときの互換性 | ←同等で互換性あり→ ／ 互換性なし | | | |

＊互換性とは、一方の薬を同じ量の他の剤形に変更しても効き目が変わらず、代替可能であること

Q7 噛んでのむ錠剤は、噛まないと効果が出ないの？

れに対して、チュアブル錠はたとえ服用量をそろえたとしてもこれらの剤形とは同じではないので、副作用などが生じる可能性があります。

実際に、チュアブル錠はフィルムコーティング錠と比較して血液中の有効成分の濃度が高くなり、体に入る量も多くなります（図2）。この薬は患者の年齢に応じて正しい剤形が割り当てられているので、成人用にフィルムコーティング錠10mgが処方された際、チュアブル錠5mgを2錠とすることはできません。

したがって、キプレス®・シングレア®での治療においては「フィルム

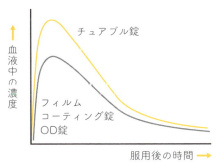

**図2** モンテルカストを同量服用した後の血液中濃度イメージ

コーティング錠5mgとチュアブル錠5mgをそれぞれ相互に代用しないこと」となっています[4,5]。指示された薬がないからといって安易に剤形を変更すると、思わぬ事故につながりかねない例として紹介しました。

## まとめ

- チュアブル錠は、噛み砕いたり、唾液で溶かしたりして服用する薬です。

- 水がなくても服用できるため、水分制限のある腎臓病などの患者にも用いられます。

- 服用しやすいようになるまで噛めばよい製品もある一方で、よく噛まないと効果が減少してしまう製品もあります。

- チュアブル錠には、効き目に違いが出るために他の剤形に変更することができない製品があります（例：キプレス®・シングレア®）。

（今野 勉）

### 参考文献・資料

1) バイエル薬品株式会社. ホスレノール インタビューフォーム第13版（2017年6月改訂）
2) 中田敦博ら. 炭酸ランタン内服方法の検討. Therapeutic Research. 2011; 32: 661–666.
3) キッセイ薬品工業株式会社. 指導ツール ピートルチュアブル錠を服用される患者さまへ.
4) 杏林製薬株式会社. キプレス，インタビューフォーム第45版（2023年7月改訂）
5) オルガノン株式会社. シングレア，インタビューフォーム第42版（2023年4月改訂）

# 1部／薬剤学

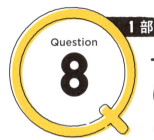

## Question 8　1部　薬剤学

# 一包化（服用時点ごとに1袋に入れる）できない錠剤があるけど、なぜ？

①湿度や光に不安定な薬剤でシートから出すと吸湿したり安定性が損なわれる場合、②下剤など体調に応じて用量を調整する場合、③薬剤同士が接触して保管されることで配合変化を起こして一方の薬剤の分解が促進し、薬の効き目が低下する場合等では一包化はできません。

　ここでは、上記③の配合変化について解説します。
　薬剤の中には、2剤以上を混ぜると沈殿や着色変化を生じたり、含量の低下が生じたりすることがあります。このような変化を配合変化と言います。薬剤に含まれる有効成分が、別の薬剤の有効成分や添加物と接触することによって生じる化学的分解やpHの変化による有効成分の析出などが配合変化の原因となります。
　配合変化はその程度によって、配合不可（配合禁忌ともいう）、配合不適に分けられます。配合不可は、混ぜることによって人体にとって有毒な物質ができたり、有効成分が顕著に劣化したり、薬剤の機能性が失われ期待する効果を示さなくなったり、副作用が懸念される場合です。配合不適は数種の薬を混ぜることで有効成分自体の劣化は生じないものの、湿潤、沈殿などを生じ、調剤や服用の際に不適な状態になる組み合わせです。外観上変化が認められなくても化学的な分解が生じることがあるので、科学的根拠に基づき判断することが大切です。
　配合変化の多くは、シロップ剤と粉薬の組み合わせ、あるいは粉薬同士を混ぜ合わせた場合がよく知られています。シロップ剤のような液剤は、有効

33

成分が分子状態で液体中に存在するために反応性が高く、一般的に反応が速くなります。シロップ剤に粉薬を混ぜると粉薬に含まれる有効成分がシロップ剤に溶解し、混合した直後からどちらかの有効成分が劣化したり、粉薬に含まれる添加物によってシロップ剤の pH が変化して着色変化や沈殿といった配合変化が引き起こされます。

　粉薬や錠剤は、有効成分が分子分散した状態ではなく、分子の集合体となった固体状態で存在するため、分子同士の接触確率が低く運動性も低いために液体に比べると反応が遅くなることが一般的です。したがって、配合変化を生じる組み合わせであったとしても混ぜた直後にすぐに変化が現れることは少ないですが、粉薬や錠剤の表面に存在する有効成分の分子同士あるいは有効成分と添加物が接触し経時的に徐々に変化が現れてきます。錠剤と錠薬でも配合変化が起こることがあり、メトグルコ®錠とオルメサルタンメドキソミル製剤の配合変化については添付文書に記載されています。

　製薬企業では販売する薬剤に対して、併用される可能性のある薬剤との配合変化試験を実施して情報提供していることがほとんどで、各薬剤のインタビューフォームにこれらの情報が記載されています。

## 分包用のフィルム

　さて、ここでは、分包に用いられている透明のフィルムについて少し触れておきましょう。

　分包で用いられるフィルムはセロファンとポリエチレンの2層の複合フィルムになっているものが多く使われています。ポリエチレンは熱でフィルム同士が接着できるように接着層の材料として用いられます。このフィルムは安価で、細菌を通さない、透明、切りやすいという利点があるためにお菓子の包装などでもよく使われています。

　一方で、防湿セロファンといった防湿塗装されたものもありますが、とりわけ防湿性に優れているわけではありません。薬剤の使用期限は製薬企業から出荷された最終包装形態の状態で通常の温度、湿度下で保管された期限を示しているので、最終包装形態から出した薬剤は長期間の品質が保証されているわけではありません。したがって、高湿度で長期間放置することは極力避け、指示された期間に適切に服用することが大切です。

## 1部／薬剤学

### まとめ

● 一包化できない錠剤は、湿度や光に不安定な薬剤、症状により用量を調節する薬剤、あるいは配合変化を回避する場合などです。

● 錠剤に限らず、薬剤と他の薬剤と接触すると化学的分解等によっていずれか、または両方が着色変化したり、不純物の生成が促進されたりすることがあります。これを配合変化と呼びます。

（松本 崇弘）

**Q8** 一包化（服用時点ごとに1袋に入れる）できない錠剤があるけど、なぜ？

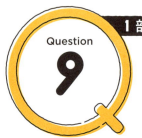

## 1部 薬剤学

## 舌下に入れるニトログリセリンをのんだらどうなるの？

舌下に入れる薬をのみ込んでしまうと、効果がほとんど現れないことがあります。このような薬では、口の中から吸収されることによってはじめて早く確実に効きます。

　舌の下に置いて、口の粘膜から有効成分が吸収される薬を「舌下錠」といいます（ 図1 ）。服用してから、効果が出るまでが数分以内と非常に早いのが特徴です。そのため、発作が起きたときや発作が予感されるときに頓服で服用する薬としてよく使われています。

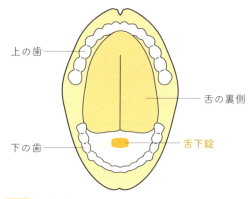

**図1　舌下錠**
舌下錠はのみ込まない

### ニトロペン®はのみ込まない

　多くの薬の有効成分はのみ込まれた後、消化管から吸収され門脈に運ばれます（ 図2 a ）。門脈は肝臓につながっている血管で、薬の有効成分は肝臓を通ってから血流に乗って全身に行きわたり、患部に到達することになります。
　しかし、薬の中には吸収の過程で肝臓にて効き目がない物質に変えられて

しまうものがあり、これを初回通過効果と言います。もともと肝臓は外部から入った体に有害な異物の毒性を弱めるのが仕事だからです。

初回通過効果の程度は薬によってまちまちですが、これが大きいと薬の効果が期待できなくなります。このようなときに舌下投与と呼ばれる口内の粘膜から直接全身に行きわたる方法を使います（ 図2 b ）。この投与方法では、薬の有効成分は肝臓を通らないので、効き目がない物質に変わることなく効果のある形で全身に行きわたります。

とりわけ狭心症発作を抑えるためのニトログリセリンは、肝臓で初回通過効果を大きく受けるので、のみ込んで消化管から吸収させても無効です。そのため、ニトロペン®舌下錠0.3mg（ニトログリセリン）を使うのです。薬は舌の下に置くことが重要で、のみ込まないよう注意が必要です[1]。

この他、がん疼痛治療剤のアブストラル®舌下錠100μg、200μg、400μg（フェンタニルクエン酸塩）、抗精神病剤のシクレスト®舌下錠5mg（アセナピンマレイン酸塩）の有効成分も肝臓で効き目が期待できない形に変化します[2,3]。そのため、ニトロペン®舌下錠と同じような服用方法となっています。

## スギ・ダニのアレルギーに使われる舌下錠

アレルギーの治療法の一つに、減感作療法というものがあります。アレルギーの原因物質（抗原）を少しずつ身体に与えることで、体を徐々に抗原に慣らしてしまうという治療法です。少し前までは減感作療法といえば皮下注

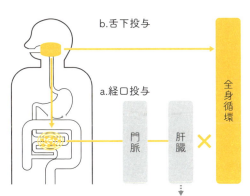

図2 ニトログリセリンの投与方法と有効成分のゆくえ

射による方法が主流でしたが、現在では自宅でも服用できることから、より使いやすくて続けやすい舌下錠による方法も使われています。

アシテア®ダニ舌下錠100単位（IR）、300単位（IR）やミティキュア®ダニ舌下錠3,300JAU、10,000JAUは、どちらもヤケヒョウヒダニとコナヒョウヒダニの抗原からつくられた薬ですが、口内の粘膜から抗原が身体に取り込まれる必要があります。

ところで、この2つの薬は同じ成分ですが、服用上の留意点がやや異なります（ 図3 ）[4,5]。アシテア®ダニ舌下錠は「完全に溶解するまで口の中に保持した後、飲み込む」となっています。ちなみに錠剤は2〜3分くらいで溶けます。

これに対して、ミティキュア®ダニ舌下錠は、すぐにのみ込まず、1分間口の中に保持する必要があるとなっています。この薬は口内で瞬時に溶けるフリーズドライという製法で作られているため、錠剤がすぐに崩壊しますが、そのままのみ込まずに一定時間は口の中に液を含んでおくことが必要となるのです。

スギの花粉症に使われるシダキュア®スギ花粉舌下錠2,000JAU・5,000JAU（スギ花粉エキス原末）もフリーズドライという製法でつくられているためミティキュア®ダニ舌下錠と同じように、溶けた後も一定時間は口の中に液を含んでおくことが必要です[6]。口内の粘膜から抗原を身体に十分取り込ませるためです。

なお、どの薬も確かな効果を得るために「その後5分間は、うがいや飲食を控える」となっています。

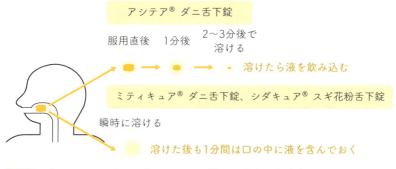

図3　ダニのアレルギーに使われる舌下錠の服用上の留意点

1部／薬剤学

さらに、減感作療法ではアナフィラキシーという命にも関わる副作用が発現する可能性があることから、これらの薬を使用するのは減感作療法に関する十分な知識・経験を有する医師による、となっていることも知っておきましょう。

## まとめ

- 舌下錠は、口の中の粘膜から有効成分が吸収される薬です。

- 効果を得るためには口の中で保持する必要があり、すぐにのみこんではいけません。

- アレルギーの減感作療法に使う舌下錠では、同じ成分でも服用上の留意点が異なることに注意する必要があります。

（今野 勉）

### 参考文献・資料

1) 日本化薬株式会社. ニトロペン舌下錠 インタビューフォーム第8版（2014年8月改訂）
2) 協和キリン株式会社. アブストラル舌下錠 添付文書第2版（2023年10月改訂）
3) Meiji Seika ファルマ株式会社. シクレスト舌下錠 インタビューフォーム第7版（2021年10月改訂）
4) 塩野義製薬株式会社. アシテアダニ舌下錠 インタビューフォーム第7版（2022年7月改訂）
5) 鳥居薬品株式会社. ミティキュアダニ舌下錠 インタビューフォーム第10版（2023年7月改訂）
6) 鳥居薬品株式会社. シダキュアスギ花粉舌下錠 インタビューフォーム第8版（2023年7月改訂）

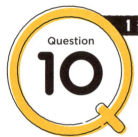

## 1部 薬剤学

# Question 10

## 2種類の坐剤を同時に使用してもよいですか？

けいれんや吐き気を抑える坐剤と、解熱用の坐剤を一緒に使う場合、解熱用の坐剤は他を挿入してから30分以上経ってから使ってください。

　坐剤は肛門や腟に入れる固形の外用剤です。幼児などで口から薬を服用できない状況でも保護者などのサポートで挿入することができます。そのため、幼児などに対する吐き気止めや解熱鎮痛などの目的に使用される他、成人の痔などの局所鎮痛にも使われます。
　坐剤の持つ利点は以下の通りです[1]。
- 肝臓を通さず直接血液中に吸収されるため、高い効き目が期待できる
- 効き目が速い
- 内服ができないときも使用でき、投与に苦痛を伴わない
- 胃障害のおそれがない

## 坐剤の種類とその性質

　坐剤は基剤の中に有効成分が分散または溶解しています。基剤の種類によって主に2つのタイプに分けられます。
　水溶性の基剤を配合したタイプでは、挿入後に基剤が体液中に「溶け出し（英語でdissolve）」ます。これとともに有効成分が放出されて直腸粘膜から吸収されます（ 図1 a ）。
　一方、油脂性の基剤を配合したタイプの場合では、挿入後に基剤はバターが「融ける（英語でmelt、溶けると書く場合もあります）」ように体温によって軟らかくなります。これとともに中の有効成分が放出されます（ 図1 b ）。

1部／薬剤学

Q10 2種類の坐剤を同時に使用してもよいですか？

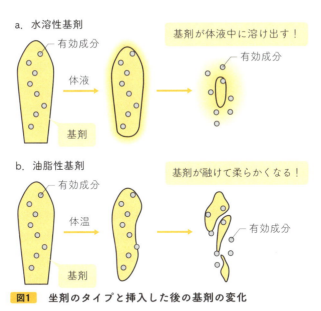

図1 坐剤のタイプと挿入した後の基剤の変化

## 2つの坐剤を一緒に使う場合

　夜中に幼児や小児が突然高熱に襲われると保護者は日中よりずっと不安になります。そのようなときに、医療機関からけいれんを抑える坐剤と解熱鎮痛用の坐剤の両方を受け取ることがあります。

　実際に、抗けいれん剤のダイアップ®坐剤（ジアゼパム）に加えて、アンヒバ®坐剤小児用（アセトアミノフェン）やボルタレン®サポ®（ジクロフェナク）などの解熱鎮痛剤が処方されることがあります。このようなときに、2つの坐剤の挿入する順番とその間隔が効き目に影響するので注意をはらう必要があります。

　正しい使い方としては、先ずはダイアップ®坐剤を使用して、30分以上の間隔をあけてから解熱鎮痛剤を使用します[2]。

　ダイアップ®坐剤には水溶性基剤のポリエチレングリコールが含まれています。これが直腸粘液中の水分に溶け、有効成分であるジアゼパムを放出します。そしてこの有効成分は直腸粘膜を通して吸収されます。

　ところが、そこに解熱鎮痛剤に含まれる油脂性基剤が存在すると、ジアゼパムが油に溶けやすいため、油脂性基剤のほうに取り込まれてしまいます。

41

**表1** 坐薬に使われている基剤の種類と頻用薬の例

| 基剤の種類 | 効能・効果 | 販売名（一般名）の例 |
|---|---|---|
| 油脂性 | 解熱・鎮痛 | アンヒバ®坐剤小児用（アセトアミノフェン） |
| | 鎮痛・解熱・抗炎症 | ボルタレン®サポ®（ジクロフェナク） |
| 水溶性 | 悪心・嘔吐など改善 | ナウゼリン®坐剤（ドンペリドン） |
| | 抗けいれん | ダイアップ®坐剤（ジアゼパム） |

その結果、ジアゼパムが吸収されづらくなり[3]、けいれん予防の効果が減弱してしまうのです。

　このような組み合わせでは、解熱鎮痛は根本的な治療ではなく[4]補助的であると考えられるので、抗けいれん剤の効果を速やかに発揮するためにこのような使用順序となるのです。そして、ジアゼパムの吸収を低下させる油脂性基剤がその部位付近からなくなるまでの時間を空けることが必要となります。

　なお、解熱剤として坐剤ではなく経口薬のカロナール®細粒などに剤形変更すれば、同時に使用しても差し支えないとされています[2]。変更が可能かどうかは医師、薬剤師に相談することが必要です。

　**表1** には、小児科などで処方される坐剤の例と、使われている基剤の種類を例示しました。

**1部／薬剤学**

## まとめ

- 坐剤は効き目が早く、吸収過程で代謝分解を受けません。

- 坐剤は消化管の限られた部位に留まり、また使われている基剤によって他剤の吸収に影響を与える場合があります。

- ダイアップ®坐剤と解熱剤とを併用する場合は、まずはダイアップ®坐剤を使用し、30分以上間隔をあけてから解熱剤を挿入します。

- このような2つの坐剤の使用に替えて、解熱剤には坐剤ではなくカロナール®細粒など経口薬に剤形を変更することが可能な場合があります。

- 2つの坐剤を使用する順序や挿入の間隔、薬の剤形を変更する場合は、必ず医師、薬剤師に相談しましょう。

（今野 勉）

**参考文献・資料**

1) 村上敏史ら. 坐薬, 口腔粘膜吸収薬, 吸入薬 −その他, 最近の開発薬−. Drug Delivery System. 2005; 20: 538-542.
2) 高田製薬株式会社. ダイアップ坐剤 インタビューフォーム第7版（2019年7月改訂）
3) 小林輝明ら. ジアゼパム坐剤とジクロフェナク坐剤併用時のジアゼパムの体内動態. 臨床薬理. 1994; 25: 87-88.
4) 国立成育医療研究センター. お薬Q&A https://www.ncchd.go.jp/hospital/sickness/medicine/ （2023年12月18日閲覧）

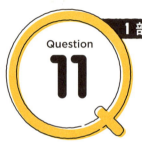

1部　薬剤学

## Question 11

## 坐剤を挿入10分後くらいに排便により坐剤が便中に出てしまったのですが、効果はありますか？

排泄物の中の坐剤の形が崩れた状態や液状になっていれば、有効成分がすでに吸収されている可能性が高いので、過量投与を避けるために入れなおさずにまずはそのまま様子を見ます。

　坐剤は高熱を出して薬をのむことが難しい状況の幼児などには特に使いやすいのですが、本来は排泄のための器官である肛門に挿入して使用するため、挿入後、薬が便と一緒に外に出てしまうことがあります。

　実際に、母親へのアンケートでは、坐剤挿入時に「困ったことがある」という回答のうち最も多かった理由は、「挿入後に坐剤が出てしまった」というもので、それは半数以上を占めていました[1]。次いで「坐剤を半分に分割できない」「子どもが痛がって挿入できない」などが続きます。

　さらに、この調査の中で、坐剤挿入5分後に排出が起こった場合がおよそ4割と最も多く、途中排出は大部分が挿入後30分以内に起こっていました（ 図1 ）。

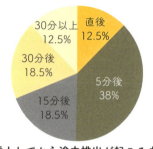

**図1　坐剤を挿入してから途中排出が起こるまでの時間**
山下佳子ら．坐薬の必要挿入時間と途中排出に関する薬物体内動態論的考察．病院薬学，1993; 19: 184-190. より作成

## 1部／薬剤学

## 途中排泄時の対応について

このような事態に備えて、患者の保護者にはどのように説明しておくのがよいのでしょうか。一般的には以下の通りとされています[2-4]。

- 挿入直後の場合は再度使用する
- 排泄物の中の坐剤の形が崩れた状態や液状だと、薬がすでに吸収されている可能性が高いので、過量投与を避ける意味で入れなおさずにそのまま様子を見る
- それでも効いていないようなら再度の使用を検討する

なお、直腸からの吸収の速さは薬剤によって異なり、例えば、アンピシリンでは直腸吸収の時間は速く 50% が吸収されるまでの時間は 30 分と推定されていますが、一方で、アセトアミノフェン（アンヒバ® 坐剤小児用など）では 50% が吸収されるまでの時間が約 1.3 時間程度です[5]。

このことから、薬剤の吸収の速さを目途にして、例えば排便が 50% 程度吸収される時間であったならば、そこで半量を追加使用することで期待した効果が得られる[5]と考えられます。

このように坐剤の効果がどれくらいで現れ、どれくらいで消失するかで次の坐剤を入れるかどうかが変わるため、詳しくは薬剤師に尋ねてください。

## 坐剤の正しい使い方

坐剤が途中で排泄されるのを防ぐには次のことが役に立ちます[2,4,6]。

- 薬を使用する前は、できるだけ排便をすませる
- 使用するときは、坐剤だけではなく、挿入する指の第 1 関節までしっかりと挿入する
- 挿入後、20 ～ 30 分ぐらいは歩行や激しい運動を避け安静にする
- 幼児の場合は仰向けに寝かせて両足を持ち上げ、肛門内に深く入れて数秒押さえる
- 自分で挿入できる場合は、中腰でお腹に力を入れないようにし、肛門内にできるだけ深く入れ、そのまま立ち上がると挿入しやすい

Q11 坐剤を挿入10分後くらいに排便により坐剤が便中に出てしまったのですが、効果はありますか？

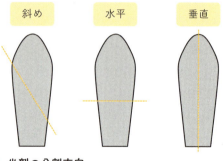

**図2** 坐剤の分割方向

　次に、坐剤分割の方法です（**図2**）。解熱鎮痛剤のアンヒバ®坐剤小児用やアルピニー®坐剤では半量を用いることがありますが、その際はカッターや包丁などで斜めに切るように推奨されています[7,8]。なお、分割する方向については念のため医師や薬剤師と相談することをお勧めします。

　坐剤の分割方向については、分割のしやすさ、挿入のしやすさ、有効成分の偏りの面からそれぞれメリットとデメリットがあります[9]。日本では挿入時の簡便さなどから斜め分割が推奨されている場合が多いですが、実際は医療従事者からの指示も含めて6割近くの保護者が水平分割（輪切りの方向）しています。一方、米国では挿入が容易で坐剤中の有効成分の偏りによる誤差が少ない垂直分割（長軸方向）が推奨されています。

　その他、坐剤で留意すべきことは次の通りです。
- 坐剤で一度溶けてしまったものは変形するばかりではなく、有効成分が偏ってしまうこともあるので、使用しない
- 多くの薬剤は子どもの体重にあわせて量を調節するので、別の子どもには使わない

## 1部／薬剤学

### まとめ

● 坐剤が挿入直後に排泄された場合は再度使用します。

● 排泄物の中の坐剤の形が崩れた状態や液状であれば入れなおさずにしばらく様子を見て、効いていないようなら再度の使用を検討します。

● そのようなときには必ず医師、薬剤師に相談することが必要です。

● 一度溶けてしまった坐剤の使用は避けましょう。

（今野 勉）

### 参考文献・資料

1) 山下佳子ら. 坐剤の使用に関する幼児および小児の母親の意識調査と問題点の解析. 病院薬学. 1994; 20: 556-559.

2) 国立成育医療研究センター：お薬Q&A/坐薬について https://www.ncchd.go.jp/hospital/sickness/medicine/（2023年12月16日閲覧）

3) 協和キリン株式会社. 医療関係者向けサイト協和キリンメディカルサイト https://medical.kyowakirin.co.jp/druginfo/qa/nau/index.html（2023年12月16日閲覧）

4) 和歌山県薬剤師会. 情報センターお知らせ/No.6　坐薬のなぜ？ https://www.wpa.or.jp/information_info/（2023年12月16日閲覧）

5) 山下佳子ら. 坐薬の必要挿入時間と途中排出に関する薬物体内動態論的考察. 病院薬学. 1993; 19: 184-190.

6) 甲府市薬剤師会. 坐薬　くすりとの上手な付き合い方2 https://kofushiyaku.jp/pages/56/#page-content（2023年12月16日閲覧）

7) ヴィアトリス製薬株式会社. アンヒバ坐剤小児用 インタビューフォーム第11版（2023年7月改訂）

8) 久光製薬株式会社. アルピニー坐剤 インタビューフォーム第8版（2023年2月改訂）

9) 田山剛崇ら, 坐薬分割における分割方法とその主薬分布に関する研究, 医療薬学.　2006；32：1100-1104.

**Q11** 坐剤を挿入10分後くらいに排便により坐剤が便中に出てしまったのですが、効果はありますか？

## Question 12

**1部 薬剤学**

ジェネリック医薬品、先発医薬品、OTC薬、いろいろ聞くけど、何が違うの？

医薬品は、病院で処方される医療用医薬品と薬局で販売されている一般用医薬品に大別されます（図1）。医療用医薬品には、先発医薬品と後発医薬品（ジェネリック医薬品）があります。一般用医薬品のことをOTC医薬品と呼ぶこともあります。

## 医療用医薬品

医療用医薬品は約13,000品目程度（2024年12月現在）あり、病院や診療所あるいは歯科医院にかかったときに医師や歯科医師が患者一人ひとりの症状や病気などに合わせて処方箋に記載する医薬品です。薬は病院内の薬局や処方箋を持って行った保険薬局の薬剤師が調剤して患者に渡します。医療用

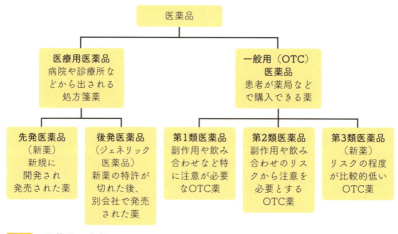

図1　医薬品の分類

医薬品は、強い効果が期待できる反面、副作用が出る恐れもあるため医師や薬剤師の指導が必要で、書面による説明が義務化されています。

医療用医薬品は、さらに先発医薬品（新薬）と後発医薬品（ジェネリック医薬品）に分類されます（ 図1 ）。

## 1 先発医薬品（新薬）

先発医薬品は、長い研究開発期間をかけて有効性や安全性が確認された後、国の承認を得て発売された新しい効能や効果をもつ医薬品です（ 図2 ）。新薬を発売するまでには9〜17年程度の時間と数百億〜数千億円の費用が必要で、それは健康な成人や患者を対象とした臨床試験（治験）を下記の3段階に分けて、同意を受けたうえで、行う必要があるからです。

- 第1相試験：対象は少数の健康な人で、副作用などの安全性について確認します。
- 第2相試験：少数の患者を対象に、有効で安全な投与量、投与方法などを確認します。
- 第3相試験：多数の患者を対象に、有効性と安全性について今まで使われてきた薬などとの比較を行います。

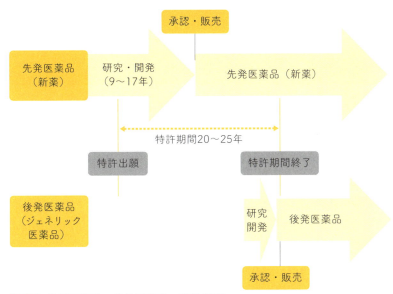

図2　先発医薬品と後発医薬品の開発期間

日本製薬工業協会の『製薬協ガイド2022』によると、それだけの時間と費用を費やしても新薬開発の成功率は約22,000分の1と言われています。さらに発売後も一定期間経った後に有効性・安全性の再審査が義務づけられています。

　その開発費用は発売時の薬の価格に反映されます。開発した企業は、その医薬品を独占販売できる特許期間が20〜25年が認められています。

### 2 後発医薬品（ジェネリック医薬品）

　後発医薬品は、先発医薬品と同じ有効成分の薬ですが、新薬の特許期間が終了した後に別会社から発売されます。欧米では後発医薬品が一般名（generic name）で処方されることが多いことから、日本ではジェネリック医薬品とも呼ばれるようになりました。品質、効果、安全性は先発医薬品と同じですが、添加物の種類や量、性状（薬の色、味、形、大きさなど）、剤形は先発医薬品と異なってもよいことになっています。後発医薬品は、先発医薬品のように多額な開発費用が不要なため、低価格となります。後発医薬品の薬価は以下の方法で算出されます。

①先行が新薬のみの場合は、原則、新薬の7割の価格
②すでに後発医薬品がある場合は、原則、いちばん安価な後発医薬品と同一価格

## 一般用医薬品（OTC医薬品）

　一般用医薬品は、医療用医薬品として取り扱われる以外の医薬品です。OTC薬と呼ばれることもあります。OTCとは英語の「Over The Counter（オーバー・ザ・カウンター）」の略語で、薬局のカウンター越しに購入することから名付けられました。「大衆薬」や「市販薬」とも呼ばれてきましたが、2007年より国際的表現の「OTC医薬品」に呼称が変更・統一されました。

　様々な年齢や体質の人が使用することや、患者自身の判断で使用できることから安全性が重視されていて、医療用医薬品に比べて副作用が起こりにくい成分の薬であったり、有効成分の含有量が少なかったりします。患者が自分の症状に合わせて薬店や薬局で選んで購入します。

　一般用医薬品は、①副作用②相互作用③効果効能の項目で評価したリスク

の高さに応じて第1類医薬品、第2類医薬品、第3類医薬品に分類されています。いずれもインターネットでも購入できます。

## 1 第1類医薬品

副作用やのみ合わせなどのリスクが高く特に注意が必要なものや、一般用医薬品として使用実績が少ない薬です。そのため、薬剤師からの書面による説明が義務となっています。H2ブロッカーや一部の毛髪用薬などがあります。

## 2 第2類医薬品

副作用やのみ合わせなどのリスクから、注意を必要とする薬です。薬剤師がいなくても講習を受けた登録販売者が対応でき、患者への説明は努力義務となっています。主な風邪薬や解熱鎮痛剤などがこれにあたります。

## 3 第3類医薬品

リスクの程度が比較的低く、患者への説明はいらないとされていて、講習を受けた登録販売者が対応できます。一部のビタミン剤、整腸薬、消化薬などです。

## 4 要指導医薬品

医療用医薬品から一般用医薬品になって間もないもので、ドラックストアや薬局で選んで買うことができます。副作用などのリスクが不確定なため薬剤師からの対面での説明を聞かなければ購入できません。インターネットでの販売は禁止されています。要指導医薬品は原則3年間市販薬として販売された後、安全性に問題がなければ一般用医薬品へ移行されます。

## 5 スイッチOTC医薬品

医療用医薬品から一般用医薬品に転用（スイッチ）された医薬品のことを言います。医療用医薬品として長い間使用されて安全性が十分に確認された薬

が、薬局において要指導医薬品または一般用医薬品として販売できるように
なった医薬品です。処方薬の中でも薬の作用が比較的穏やかで副作用が少な
く、使用法がわかりやすいなどの条件があります。2022年9月時点でロキソ
プロフェン、カルボシステイン、フェキソフェナジンなど93成分がスイッチ
OTC薬として認められました。

### 6 ダイレクトOTC医薬品

　医療用医薬品としてではなく、ダイレクトにOTC医薬品（第1類医薬品）
として発売される一般用医薬品です。

### まとめ

- 患者の中には様々なOTC薬やサプリメントを購入して服用している人も多くいます。

- 処方された医療用医薬品とのみ合わせの悪いOTC薬もありますので、患者が服用しているOTC薬やサプリメントの情報を聞き取ることが大切です。

- OTC薬は一般に医療用医薬品と比べて安全ですが、薬剤性の皮疹や発熱など副作用が疑われるときは、OTC薬についての聞き取りが重要になるときがあります。

（倉田 なおみ）

# 1部／薬剤学

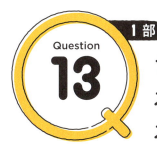

## Question 13

ラグビーボールみたいな形のカプセルがあるけど、普通のカプセルとは違うの？

普通のカプセル剤（いわゆる硬カプセル剤）は号数（カプセルの大きさを示す番号）によって大きさ、形が決められているため、製薬企業や製品が違っても同じ号数であれば大きさ、形は同じです。ラグビーボールのような形のカプセル剤は、硬カプセル剤とは異なる特殊な製法で作られる軟カプセル剤で、大きさや形はまちまちです。

　日本薬局方で規定されるカプセル剤には、硬カプセル剤と軟カプセル剤があります。いわゆる普通のカプセル剤は「硬カプセル剤」を指し、ラグビーボールみたいな形のカプセルは「軟カプセル剤」と言います。軟カプセル剤はソフトカプセルと呼ばれることもあります（ 図1 / p.54）。

　市販のカプセル剤の多くは硬カプセル剤で、ゼラチンやセルロース誘導体でつくられたカプセルに薬物成分を含む粉末や粒状顆粒が充填されています。稀に液体成分が充填されていることもあります。ゼラチンか、セルロース誘導体で作られているかは見た目で区別はできません。硬カプセルの大きさは0〜5号まで号数で規格化されており、号数が大きいほうが小さなカプセルです。同じ号数であれば、どのメーカーのカプセルであっても縦横幅が同じ長さの同じ形になります。硬カプセル剤は胴部とキャップに分けることができ、そのいずれか、または両方に色素を入れて色分けしたり、カプセルの表面に文字、記号を印刷することで製品や含量規格を区別できるようにしています。

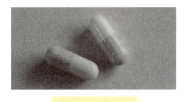 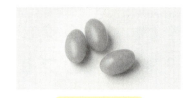

硬カプセル剤　　　　　　　軟カプセル剤

**図1** 様々なカプセル剤の外観

　一方、軟カプセル剤には薬物成分を含む液体を充填していることが多く、この液体は、薬物成分自体が液体である場合や薬物の吸収性改善を目的として油性成分に薬物を溶解、懸濁あるいは乳化した液体です。軟カプセルは硬カプセルのように形状が規格化されているわけではなく、その製造方法に由来してラグビーボールのような形状やイクラ程度の大きさで球状のものがあります。したがって、軟カプセル剤は、充填するものが液体とせざるを得ないものの場合に限定された剤形となり、製造コストも高くなります。

　硬カプセル剤の製造技術は、軟カプセル剤に比べて歴史が古く、多くの製薬企業で自社製造できるのに対して、軟カプセル剤は前述したように開発が限定されるため自社で製造できる会社は少なく、専門技術を有する製造専門会社に委託することが多くなります。

　以上が、硬カプセル剤と軟カプセル剤の違いです。同一の薬物成分で硬カプセル剤と軟カプセル剤が市販されていることはほぼありません。

### まとめ

- ラグビーボール状のカプセルと普通のカプセルとは、作り方が異なるため形状が異なっています。薬の効き目を最大限発揮するためにそれぞれの成分に適した形状にされていると捉えましょう。

（松本 崇弘）

1部／薬剤学

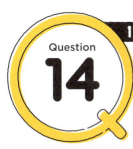

Question 14　薬のシートも工夫されているって聞いたけど、どんな工夫なの？

シートには、薬を取り扱いやすくする、また他の薬との識別がしやすいようにする役割の他、光や湿度などから有効成分を守る様々な工夫がなされています。

　昔は腐りやすい食品は低温で、しかも短期間しか保存できないことが常識でしたが、近年は牛乳でさえも常温で100日以上保存可能な商品が出回るようになりました。これは食品の滅菌技術が向上したことはもちろんですが、流通・保存で使われる包装技術の進歩が大きな役割を果たしているからです。

　薬においても包装は様々な面で重要な役割を担っています（ 図1 ）。例えば錠剤や散剤などに使用されているシート包装の役割には次のようなものがあります。
- 携帯性に優れると同時に、服用時に取扱いやすくする
- デザインや印字などで他の薬と誤認されないようにする
- 湿気や光などの外部ストレスから有効成分を守る

　この他、包装には環境に優しい素材であること、廃棄しやすいことなども求められます。

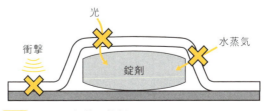

図1　シート包装の役割

## シートが担う外部のストレスからの保護

　一般に、錠剤はPTPシート（ブリスター包装とも呼ばれます）に、顆粒や散剤は分包シートに入っていますが、無色透明ではなく色のついたシートも見られます。中には全く中身が見えないアルミ製のシートが使われている薬もあります。無色透明のシートを使ったほうが中の薬が見やすいはずなのにどうしてこのようなシートが使われるのでしょうか。

　有効成分の中には光によって分解や着色してしまうものがあります。ドネペジル塩酸塩（アリセプト®D錠）など多くの有効成分は紫外線という波長の短い（つまりエネルギーの高い）光を遮ることで劣化を防ぐことができます。この紫外線を防ぐことを可能にするのがUVカットフィルムという無色透明な素材です（ 図2 フィルムA）。

　一方で、テルビナフィン塩酸塩（ラシミール®錠125mg）、メコバラミン（メチコバール®錠）のように、有効成分が可視光によっても劣化する場合は紫外線に加えて一部の可視光も遮る必要があります。この可視光を遮るためには着色フィルムが必要になります（ 図2 フィルムB）。ただし着色フィルムは中の薬が見えづらくなる傾向にあるので、薬が劣化しない範囲を見極めて程よい色合いや濃さになるよう調整しているのです。

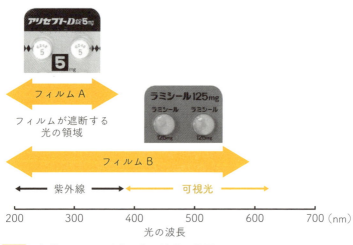

図2　包装フィルムが遮る光の波長の範囲

有効成分が湿気によって劣化する場合には、通常のシートよりも水蒸気を通しにくい素材を使ったシートで薬を守ります。このために使われるものに、PVDC（ポリ塩化ビニリデン）[1]というがありますが、これは錠剤のPTPシートに汎用されているPVC（ポリ塩化ビニル）より水蒸気の通しやすさが3分の1以下です。このような樹脂を使ったシートは中の薬が確認しやすいという点で優れています。

アルミシートは光や湿気を完全に防ぐためにはたいへん優れていますが、中の薬は確認できません。

このように、外部のストレスで劣化しやすい薬についてはこれを防ぐ特殊なシートが用いられていますので、1回量調剤等でやむを得ず包装から取り出して薬を保管する場合には、遮光や防湿性を備えた容器などに入れるなどの配慮が必要です。

## シート自体が乾燥剤に？

これまで紹介したシートは、外部からの光や水分の侵入スピードを遅らせることで薬を守るというものでしたが、次に紹介するのはシートの外部あるいは内部で生じる不都合な水分やガスを積極的に取り除くという進んだタイプの包装です。

モイストキャッチ®（図3）はシートが乾燥剤と一体化した構造となっており、シート（フィルム）そのものが湿気を吸い取ることで、乾燥剤を使わずに包装の内部を低湿度に保つことができます[2]。

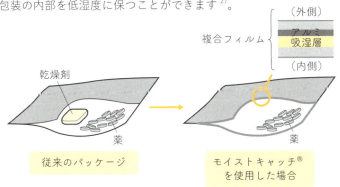

図3　湿気を吸い取る包装シート

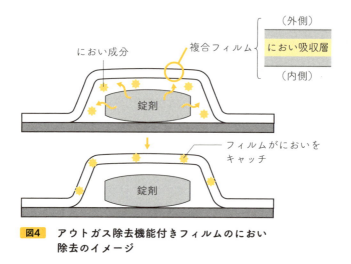

**図4** アウトガス除去機能付きフィルムのにおい除去のイメージ

　さらにこの応用として、「アウトガス除去機能付きフィルム」というのもあります（ 図4 ）。例えば、高血圧の治療に使われているオルメテック®OD錠®5mg、10mg、20mg、40mgの有効成分オルメサルタンメドキソミルからはジアセチルというヨーグルトのようなにおい成分がわずかに発生します。このシートはこのようなにおい成分を取り込むことで消臭効果を発揮し、患者がより服用しやすくなることに貢献しています。

　酸素によって劣化する薬にはオキシキャッチ®というシートもあり、これを使用したPTP包装ではポケット内の酸素を2〜3日以内でほぼ取り除いています[3]。

## まとめ

● 経口剤の包装シートは、携帯性、取り扱いやすさ、他の薬との誤認防止などの役割があります。

● 包装シートには、湿気や光などの外部ストレスから薬を守るため、それぞれに適した樹脂が選ばれています。

● 外部のストレスで劣化しやすい薬を、やむを得ず、包装から取り出した後は、遮光や防湿性を備えた容器などに保管してください。

● 包装シートの中には湿気やにおい成分を吸収する優れた機能を持ったものもあります。

（今野 勉）

**参考文献・資料**

1) 川上賢介. 錠剤の包装や色から薬剤の特性を予想し調剤に活かそう. 調剤と情報. 2012; 18: 1209-1213.

2) 共同印刷株式会社. モイストキャッチ：湿気・アウトガス吸収フィルム
https://www.kyodoprinting.co.jp/products/moistcatch.html（2023年11月26日閲覧）

3) 共同印刷株式会社. オキシキャッチICAタイプ：水分不要の酸素吸収フィルム
http://www.kyodoprinting.co.jp/products/landi/industry/oxy.html（2023年11月23日閲覧）

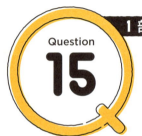

## 1部 薬剤学

## Question 15
## 粉薬って粒の大きさがいろいろだけど、何か違いがあるの？

Answer 薬はその効果を最大限発揮させたり、服用性をよくするために、もともと粉末である薬を粒状にする加工（造粒）や、コーティング加工を施したりします。このような加工の仕方によって粒の大きさが変わってきます。

　粉薬は、粉っぽい粉末状のものから小さな粒（顆粒）状のものまで様々な大きさ、形のものがあります。同じ製薬企業の同じ製品であれば粉薬の粒の大きさが、大きく異なることはありません。それは、製薬企業が国によって承認された処方・製造法で、一定の基準内の大きさの粉薬となるように厳格に製造や品質を管理して製品を製造しているからです。

　一方、同じ有効成分でも製薬企業が異なる場合、例えば、先発医薬品と後発医薬品（ジェネリック製品）や複数の後発医薬品同士では、同じ粉薬であったとしても粒子の大きさが異なったり、形状や色の他に味が異なったりすることがあります。これは、それぞれの製薬企業によって得意とする製造方法があり、コストや生産性を考慮して製造方法を選択しているからです。しかし、粒の大きさや形状が異なっていたとしても、先発医薬品と後発医薬品は生物学的同等性試験によって同等性を担保しているので有効性、安全性に違いはないと考えてよいと言えるでしょう。

### 歴史的には：サイズから製法へ

　1986年に改訂された日本薬局方第11局では、粉薬は粒子の大きさによって小さい順に散剤、細粒剤、顆粒剤に分類されていましたが、2011年の第16局日本薬局方改訂において、粉薬は粒の大きさではなく製薬企業で粉薬

が製造される際、造粒（粒をつくる）という工程を経ているかいないかで顆粒剤と散剤に大別されました。顆粒剤は経口投与する粒状に造粒した製剤、散剤は経口投与される粉末状の製剤と定義されています。ただし、改定前の大きさによる分類との整合性を考慮して、顆粒剤でも細粒剤と称することができたり、造粒していても散剤と称することができたりと、一部、従来の大きさの規定が残っています。

　製薬企業で粉薬を設計するときは、有効性に密接に関係する含量、溶出特性、分包品の含量の均一性、安全性に関わる不純物の含量の他に、粉薬の調剤時のハンドリング性（粉立ちや流動性）や服用性（服用量や苦み）などといった使用品質も考慮します。多くの場合は有効成分だけでは流動性が悪かったり、苦みが強かったり、水に対する分散性が悪かったりすることが多いため、いくつかの添加物と混合したり、造粒したり、コーティングしたりすることによって品質を改善しています。このことを製剤化するといいますが、添加物と混合するだけの場合は散剤となり、造粒している場合は顆粒剤になります。この製剤化は有効成分の特徴を考慮して品質が保てるように添加物の選定や量を決定し、混合や造粒を行います。粉薬に様々な大きさがあるのは、製品の処方や造粒方法や製造条件が異なっているためですが、同じ製品では大きさのみならず一定の品質基準を満たすように製造管理を行い、ロットごとに品質ばらつきの少ない製品を市場に供給しています。

　市場には多くの種類の粉薬が存在しますが、近年は、粉薬全体で見た場合においても極端に大きさが異なることがなくなってきました。これは、情報インフラの発達により患者や薬剤師のニーズを適切に把握することができるようになり、ニーズに対する設計目標の温度差が製薬企業間で小さくなったことと製剤技術の進歩によるものと思われます。

## 粒の製造法

　医薬品の粒をつくる代表的な方法として湿式造粒法と乾式造粒法があります。湿式造粒法は水や結合剤を溶解した結合水を用いて造粒する方法で、乾式造粒法は、湿式造粒法とは異なり、溶媒を用いず造粒する方法です。湿式造粒法で得られた造粒物は、結合液を用いるため粉末同士の結合力が強く、粉末同士が分離することが少ないことから汎用的に用いられる方法です

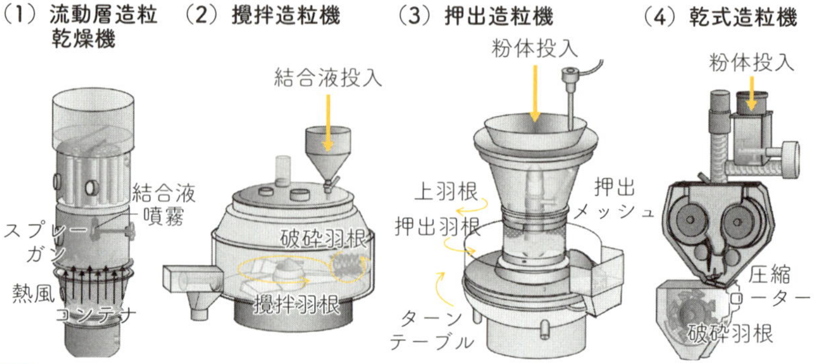

（1）流動層造粒
　　乾燥機　　（2）攪拌造粒機　　（3）押出造粒機　　（4）乾式造粒機

**図1　様々な粒を造るための装置の例**

（1）流動層造粒機はコンテナに粉体を入れて、下側から熱風で粉体を流動させながら結合液をスプレー噴霧しながら粒を造る。

（2）攪拌造粒機は容器に粉体を入れて攪拌羽根と破砕羽根を回転させながら結合液を加えて粒を造る。

（3）押出造粒機は上部より湿った粉体を投入し、上羽根と攪拌羽根で粉体を練りながら押出メッシュから粉体を押し出し、ターンテーブルを回転させながら粒子を形状を整える。

（4）乾式造粒機は上部から粉体を投入し、圧縮ローターでフレーク状の成形物を一旦造り、その後その成形物を破砕羽根で破砕して粒を造る。

株式会社パウレック提供「社外セミナー用資料」より作成

が、有効成分が水分によって分解するような場合には乾式造粒法を採用します。

　湿式造粒法や乾式造粒法の中にもいくつか種類があり、方法の違いによって粒のでき方が違ってきますので簡単に紹介しましょう（　**図1**　）。

　湿式造粒法には流動層造粒、攪拌造粒、押出造粒といった方法があります。流動層造粒は粉末を容器内で舞い上げながら結合液の細かなミストを噴霧する、攪拌造粒は粉末を回転攪拌しながら結合液を添加する、押出造粒は攪拌造粒で得られるような湿った粉末を挽肉をつくるときのように小さな穴から押し出して粒を造るといった方法です。乾式造粒法の代表的な方法は、ローラーコンパクション法とスラッグ法ですが、いずれも強制的に粉末を圧縮成形した後、成形粉末を破砕することによって粒を得ます。前者はローラーで挟み込んで粉末を成形し、後者は粉末を杵で圧縮成形します。

　乾式造粒法で得られた造粒物は粉の流れも悪く、形状も不定形であることが多いので、そのまま顆粒剤として製品にすることは少ないので、ここでは、湿式造粒法のそれぞれの方法で得られた顆粒を写真で紹介しておきます（　**図2**　）。

1部／薬剤学

Q15 粉薬って粒の大きさがいろいろだけど、何か違いがあるの？

（1）押出造粒機を用いて造った顆粒　（2）流動層造粒機を用いて造った顆粒　（3）撹拌造粒機を用いて造った顆粒

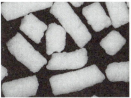
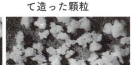
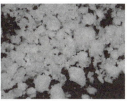

（4）乾式造粒機を用いて造った顆粒　（5）流動層造粒機で転動させて造った顆粒　（6）流動層造粒機を用いてコーティングした顆粒

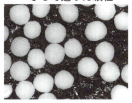
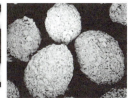

図2　様々な製法で作られた異なる形状の粒
写真提供：株式会社パウレック

## まとめ

- 粉薬は、その大半が造粒という粒を造る工程を経て製品となっています。

- 造粒は、粉薬を分包しやすくしたり、患者の服用性を改善したりするためといった粉末の流れや粉立ちを改善する目的の他、有効成分を均一にする目的で行われます。

- 粉薬によって粒の大きさや形状が異なるのは、造粒方法が異なることに起因しますが、製薬企業は上記のことを考慮して目標を定めて一定の大きさの粉薬を製造しています。

（松本 崇弘）

## 1部　薬剤学

### Question 16

経管投与するとき、水に入れた粉薬が水面に浮いたり、沈殿したりしてうまく投与できないんだけど…。

**Answer**

ほとんどの粉薬は経口投与するための製剤で、経管投与する前提でつくられていませんから、水に入れても混ざり合わない（懸濁しない）粉薬もたくさんあります。「ドライシロップ」もしくは「懸濁用」製剤以外は懸濁しにくいと考え、チューブの閉塞や粉の残留に注意して投与してください。

　粉薬には多くの種類があります。細粒剤や顆粒剤という名称の薬剤は経口投与するための粉薬ですが、その多くには水に溶けにくい添加物が含まれているだけでなく、薬効成分自体が溶けにくいことも多くあります。また、水に溶ける添加物であってもすぐには溶けないこともあるでしょう。薬効成分に苦味がある場合は、細粒剤や顆粒剤の一粒一粒をフィルムで包み、口の中ですぐには溶けないようにコーティングしている薬もあります。すなわち、ほとんどの粉薬は水に混ぜたところで経管投与するまでの短い時間内にすべてが溶けるわけではなく、溶けない粒子が水中で浮いたり沈んだりする状態になるのです（ 図1 ）。

　また、薬局・薬剤部で錠剤を粉砕したり、カプセルを外したりして、元々は粉ではない剤形を粉末にして、分包することも多いでしょう。これらにはセルロースやスターチなどの水に溶けない成分が必ず含まれています。そもそも水に懸濁することを想定して製剤はつくられていませんので、錠剤をつぶしてできた粉のうち、小さな粒子は水面に浮き、大きな粒子は沈殿してし

まうでしょう。

　例外となるのがドライシロップ剤と懸濁用製剤です。ドライシロップ剤はシロップ用剤ともいい、粉を水に溶かして液体にしてから服用するようにつくられた製剤ですので、水に溶けない添加物はあまり使用されていません。懸濁用製剤はその名称からわかるように水にすべてが溶けるわけではありませんが、溶けない成分も粒子径を小さくするなどして懸濁するようになっていますので、経管投与はしやすいと考えられます。

　経管投与で粉薬が詰まってしまう主な原因は以下の3点です。
①不溶性粒子の径が大きい
②不溶性粒子が流路の細くなっている部分に一斉に流れ込む
③不溶性粒子が沈降して水中に均一に分散していない

　以上の問題を改善するには以下の3点が有効です。
①**粒子をできるだけ小さくする**
　乳棒などで分包内の粉薬を押しつぶすと、粒子径を小さくできますが、粉砕してはいけない錠剤や散剤もありますので、必ず事前に薬剤師に確認してから行ってください。特に、徐放性製剤を粉砕すると薬物が水中で急速に溶けて吸収が速くなり、血中濃度が急激に高くなって危険です。また、腸溶性コーティングが施してある製剤の場合、粉砕により皮膜が破壊されて胃酸の影響を受けることで薬効が減弱する恐れがあります。
②**薬剤と水を入れて懸濁した注入器を振りながらゆっくり押す**
　注入器をまっすぐ下向きにして注入すると重力により沈んだ大きな粒子

漢方薬が詰まった
チューブ

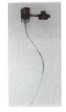

薬剤が詰まったISO規格
カテーテル接続部の断面

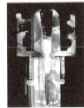

注入器に残留した
不溶性の粒子

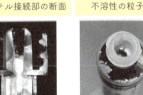

**図1**　薬剤が詰まったチューブおよびカテーテルと粒子が残留したシリンジの外観

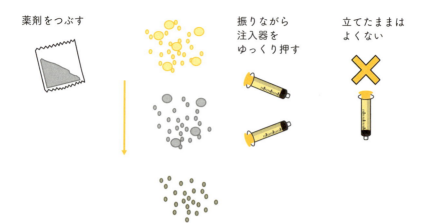

**図2** カテーテルを詰まらせないようにする工夫の模式図

が一斉に流路の細い部分に集中することがあります。注入器は不溶性粒子が水中で均一に分散するように斜め下に向けます（ 図2 ）。

**③水に適度な粘性がつくようにとろみを少しつけてみる**

懸濁した粒子が均一になるように注入器を振っても水（分散媒）の粘度が低いと、注入中に不溶性粒子が沈んで閉塞の原因となります。どうしても詰まりやすい薬剤は、不溶性粒子が沈まないように懸濁液に粘性をつけて投与する場合もあります。

**1部／薬剤学**

## まとめ

● 「ドライシロップ」もしくは「懸濁用」以外の薬剤には、水に溶けない添加物が入っていると考えて、経管投与時には薬剤の残留やチューブの閉塞に注意しましょう。

● 分包内の粉薬を押しつぶして粒子径を小さくすると、経管投与しやすくなりますが、徐放性製剤をつぶすと血中濃度が急激に上がることがあり危険です。また、腸溶性製剤は薬効が減弱します。必ず事前に薬剤師に確認してください。

● チューブが詰まりやすい薬剤は注入器をまっすぐ下に向けず、斜めや横にして振りながらゆっくり投与しましょう。また、とろみ剤などで水に少し粘性をつけると、不溶性粒子の詰まりを軽減できることがあります。

（原田 努）

Q16 経管投与するとき、水に入れた粉薬が水面に浮いたり、沈殿したりしてうまく投与できないんだけど…。

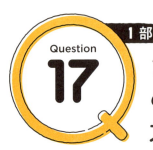

1部　薬剤学

## Question 17 ファンギゾン®シロップがのめない子どもへののませ方は？

アムホテリシンBを経口投与しても消化管からほとんど吸収されないため、薬剤が直接患部に触れるようにしなければなりません。そのためシロップを口腔内に広く行きわたらせて長く含む必要がありますので、例えば市販のオレンジガムと一緒に口に含み、噛みながら徐々にのみ込むようにするとよい場合があります。

　小児がん患者に服薬に苦労した薬剤について聞くと、ステロイドに次いで名前が挙がってくるのが、ファンギゾン®シロップやハリゾンシロップ（アムホテリシンB）であることが多いです。強めのオレンジ色とドロッとした粘性があいまって、何とも言えない不快な風味が子ども達に不評のようです。乳幼児では問題なくのめることもありますが、発達と共に嗜好が合わなくなり、中高生でも苦手だという感想をよく聞きます。

　消化管のカンジダ異常増殖を抑える効能効果を持つアムホテリシンBシロップの服薬は、できるだけ長く口に含んだ後に嚥下するように指導されます。味や口当たりを好まない子どもも多いのですが、治療上の必要性から嫌々ながらにのんでもらうと、治療後もオレンジ色を見ると吐き気を催したり、オレンジ自体が嫌いになるようなトラウマを生むことがあるとも聞きます。製剤を錠剤や内服ゼリー剤などの剤形にしたらよさそうなものですが、実はこの薬物は消化管からほとんど吸収されません。そのため、有効成分が直接患部に触れるようにシロップ剤として設計されているのです。患部に製剤を広くゆっくり行きわたらせる必要があるのです。

　苦味やドロッとした口当たりを軽減するために、シロップを水で薄めては

1部／薬剤学

Q17 ファンギゾン®シロップがのめない子どもへののませ方は？

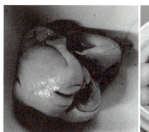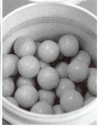

図1　アムホテリシンBとガムを一緒に押しつぶした外観（左）、市販のオレンジフーセンガム（右）

いけないのでしょうか。そののみ方はあまり推奨できません。薄めると主薬濃度が低下して抗菌活性が失われたり、シロップ剤が消化管表面に長く留まらずにすぐに流れてしまったりして、薬効が減弱するかもしれないからです。

　そこで検討したのが、例えば先に市販されているオレンジガム（図1）などを噛み、柔らかくなったらアムホテリシンBシロップをスポイトで垂らしてさらに噛む方法です。臨床試験で効能効果を確かめていないので、効果を保証したり担保したりすることはできませんが、患児がどうしても服用できない場合の対処法の一つとして参考にしてください。アムホテリシンBシロップとガムを混ぜた製剤に対して、人工唾液を添加しながら機械で噛むように400回まで押しつぶす実験をしたところ、人工唾液中のアムホテリシンBは抗菌活性を示していました。

　添付文書では「舌で患部に広く行きわたらせ、できるだけ長く含んだ後、嚥下するよう」に指導されていますので、ガムと一緒に噛んで唾液と共に徐々にのみ込む動作は理にかなっています。そもそもアムホテリシンBは消化管から吸収されない性質なので苦味が強いわけではありません。子ども曰くゴムのような風味が服用を妨げているだけであり、服薬時にその舌触りと不快な風味をマスキングすることがポイントです。患児の苦悩を少しでも軽くできるように、ガムの使用に限らず患部に広く長く薬剤を接触させることができればよいので、医師や薬剤師に相談しながらいろいろ工夫してみてください。

## まとめ

● アムホテリシン B シロップは消化管から吸収されないので、のんでも効果はありません。薬剤が直接患部に触れるようにできるだけ長く口に含んだ後に嚥下する必要があります。

● アムホテリシン B シロップを水で薄めることは効果が減弱する恐れがあります。

● ガムなどの口腔内に長く留まる食品を口に含み、薬剤と一緒に噛むと独特の風味の軽減が期待できます。

（原田 努）

# 1部／薬剤学

## Question 18

振らなくてはいけない水剤があるけど、水剤にも種類があるの？

水剤は、日本薬局方において、つくり方や組成によっていくつかの種類に分類されていますが、見た目には区別がつかない場合もあります。外観上濁っている液剤は、水剤瓶の上下を軽く転倒し、懸濁が均一になるように振とうしてから服用してください。強く振ると泡立って目盛りが読めなくなることがありますので注意してください。

　日本薬局方では水剤という剤形の定義はなく、液体状の経口で服用する薬剤は「液剤」と「シロップ剤」に分類されます。液剤はつくり方、含まれる組成、外観によって以下のようにいくつかの種類に分類されます。それぞれの特徴を簡単に説明します。

## 経口液剤

　経口投与する、液状または流動性のある粘稠（ねんちゅう）なゲル状の製剤で、以下の1から4の製剤が含まれます。経口液剤と言っても液状のままでは変質しやすいものは、用時溶解または懸濁用の散剤、顆粒剤などの固形の状態となっているものもあります。

### 1 エリキシル剤

　甘味および芳香のある澄明な液剤で、エタノールを含むことを特徴とします。エタノールの他、糖やグリセリン、プロピレングリコール、香料などを

添加し、味を矯正して服用しやすくするようにした剤形で、液剤が広く汎用される欧米では一般的ですが、日本では日本薬局方に収載されている品目はありません。

## 2 懸濁剤

有効成分を微細均一に懸濁した製剤で、外観上は澄明ではないことが特徴の液剤です。有効成分が懸濁している液体（分散媒という）が水である場合は水性懸濁剤と呼び、油である場合は油性懸濁剤と呼びます。

## 3 乳剤

有効成分を微細均一に乳化している製剤のことをいいます。乳化とは互いに溶け合わない2種の液体に界面活性剤等を加え撹拌するなどして、一方を他方の中へ均等に分散させることを言い、分散した液体はエマルションと呼ばれます（ **図1** ）。懸濁剤が固体を微細化し分散媒に分散しているのに対し、乳剤は液体が分散媒に小さな滴となって分散しているという点で懸濁液とは異なりますが、見た目は懸濁剤となかなか区別がつきません。

## 4 リモナーデ剤

甘味および酸味のある澄明な液剤とされ、塩酸、クエン酸、酒石酸または乳酸といった酸が含まれていることを特徴とし、精製水、単シロップなどで希釈して用いられていましたが、現在は低・無酸症における消化異常症状の改善を目的として有効成分に塩酸を含有するリモナーデ剤以外はほとんど用いられていません。

## シロップ剤（シロップ用剤を除く）

シロップ剤は糖類または甘味料を含む粘稠性のある液状の製剤で、糖類を高濃度で含むことを特徴とし、希釈して使用する場合もあります。前項で記述した経口液剤の中にも甘味を持たせるために糖類を含むものがあります

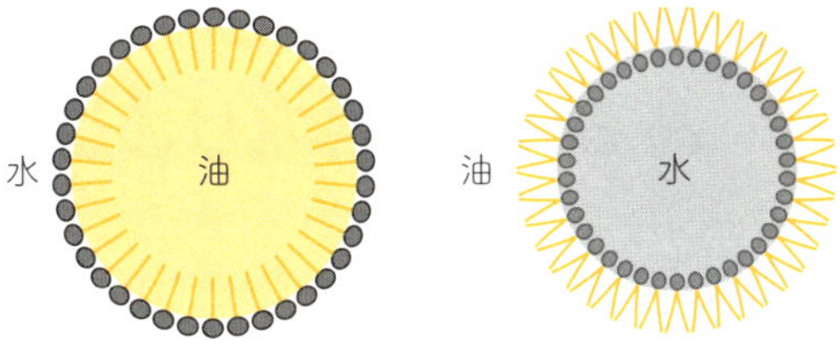

## 1部／薬剤学

（1）水／水乳液 　　（2）水／油乳液

**図1　エマルションのイメージ**

エマルションは大きく2種類に分類される。界面活性剤は親水性に富んだ親水基（図中●）、疎水性に富んだ疎水基（図中━）により構成されている。油相、水相が界面活性剤を介してそれぞれの相に親和することによってエマルションが形成される。

が、それとは区別して分類されています。シロップ剤の外観は澄明な液体であったり、白色の乳化したような液体であったり、懸濁状態であったりと様々です。また、シロップ剤には粉末状のドライシロップも含まれますが、これについてはQ20（p.77）で解説します。

　ここまで水剤の種類について解説しましたが、懸濁剤の中には放置した際に懸濁状態を均一に保てず有効成分が沈降したようになったり、乳剤でも長時間静置されることによって乳化状態が充分に維持できず、相が分離したように不均一に見えるもの、あるいはシロップ剤にも同様な状態が認められるので、どの種類の液剤が振らなくてはならないということではなく、外観で不均一に見えるものは用法用量に従い、振とうして均一にして使用すると考えたほうがよいでしょう。

### まとめ

● 水剤にはそのつくり方、含まれる添加物の成分によっていくつかの種類に分類されます。見た目でその種類を区別することは困難な場合が多いですが、分類自体はあまり重要ではないでしょう。

● 水剤の中で、外観上濁った液剤は懸濁が均一になるように振とうしたうえで服用しましょう。

（松本 崇弘）

**1部** 薬剤学

## Question 19

### 甘い水剤と、甘くない水剤があるけど、味だけの違いかな？

Q18（p.71～73）で解説したように、水剤には液剤とシロップ剤があります。液剤には甘くない薬がありますが、シロップ剤は「糖類または甘味剤を含む液状の製剤」と規定されているので、甘い水剤となります。同じ有効成分の薬でも、製薬企業が異なると甘味が異なっている場合があります。

　同じ有効成分でも甘い水剤と甘くない水剤があった場合は、それぞれの水剤に含まれる甘味を持たせるための添加物の有無によって味が異なります。例えば、去痰薬のムコソルバン®には錠剤の他、内用液（内服の経口液剤）と小児用シロップの2種類の水剤があります。薬剤の情報が記載されているインタビューフォームによると、内用液には添加物として甘味剤が含まれていないため、味は苦く、一方、シロップは甘味剤が含まれており味は甘いと記載されています。

　シロップ剤には甘味をもたせるために糖類を添加することが多く、代表的な糖としてショ糖を主成分とする白糖が用いられます。その他の甘味を有する糖類としてはブドウ糖、果糖、また糖アルコールとしてソルビトール、キシリトールなどが挙げられます。それぞれ甘味の強さが異なります。製薬企業では有効成分と相互作用が少なく安定で適度な甘みを有する液剤となるように糖の種類や量を選定しています。甘味に対しては、製品が国に承認されるためのきまりはないので、企業ごとに用いられる糖の種類や量が異なり感じる甘味も異なりますが、効能効果、品質に違いはありません。

　糖類という言葉は、サプリメントの宣伝などにもよく使われ世間一般でも

よく使われるのでここで少し復習しておきましょう。糖類にはいくつか種類があり、もっとも分子量の小さい単位は、単糖類と呼ばれ、これ以上分解しない糖のことを言います。ブドウ糖や果糖と呼ばれる糖がそれに属し、果物などに含まれています。単糖が2つ結合した糖は二糖類と呼ばれ、麦芽糖、ショ糖、乳糖などがよく知られています。天然に存在するデンプン、グリコーゲンやセルロースといったものは多糖類と呼ばれ、分解すると多数の単糖類が生じます。このような多糖類は炭素と水から構成されているので炭水化物とも言われます。

　一方、同じような効能の薬剤でも有効成分が異なる水剤の場合、用いる添加物も異なりますし、有効成分自体の苦みが異なるために味は異なります。味だけでなく効能効果、副作用、用法用量も同じではないので注意してください。

　錠剤などの経口の固形剤に甘味を加えることもありますが、この場合は、液剤によく使用する白糖を用いることは多くはありません。白糖が有効成分や他の添加物と混合した状態で湿度下に放置されると潮解といって液状化してしまうことが懸念されるからです。経口の固形剤に用いる糖類は潮解現象の起きにくい乳糖やマンニトールを用いることが多く、これらの糖類は甘味自体が少なく、有効成分の苦みを抑制するために用いるのではなく、単に賦形剤として錠剤や粉薬を製するために有効成分と併せて用います。経口剤で甘味を加える場合は糖類とは別に、サッカリン類、アスパルテームなどを添加します。

　アスパルテームは、日本では1983年から食品添加物として使われていますが、使用開始から40年経過した今でも発がん性について議論が続いています。2023年7月14日に国際がん研究機関（IARC）およびFAO/WHO合同食品添加物専門家会議（JECFA）から4段階あるハザードグループのうち、2番目に発がん性の可能性の低いグループに区分（漬物、わらび、アロエと同様のグループ）されることが発表されました。また、食品添加物の安全性を評価する国連の機関であるJECFAは、最新の研究結果も考慮した包括的な安全性の評価を実施し、アスパルテームは食品添加物として安全であると改めて証明しました。発売元の味の素株式会社は、これらの結果は何十年にもわたってアスパルテームの安全性を評価してきた米国食品医薬品局（FDA）、欧州食品安全機関（EFSA）、カナダ保健省（HC）、オーストラリア・

ニュージーランド食品規制機関（FSANZ）、さらには日本の厚生労働省などの規制当局の考え方と一致しており、アスパルテームを使用している卓上甘味料、清涼飲料、ガム、菓子類などの食品についても安全であるという見解を示しています。一方、インターネット上には発がん性の他、脳腫瘍、白血病、知能低下、糖尿病、心疾患、アトピーなど様々な危険性が指摘されています。これらの大半は科学的根拠に乏しいものが多いとも言われていますが、他の食品添加物と同様に恒常的な過剰摂取は避けたほうがよいと考えられます。

> 補足
>
> 甘味量の甘味の比較は以下のようにインターネットでも紹介されています。
> 主な甘味料と分類｜砂糖の基礎知識｜精糖工（https://seitokogyokai.com）

## まとめ

● 水剤には液剤とシロップ剤があり、液剤には甘くない薬がありますが、シロップ剤は甘い水剤です。

● 同じ有効成分でも製薬企業が異なるシロップ剤は、含まれる甘味剤の種類や量が異なるので甘味は異なりますが、効能効果は同じです。

● 異なった有効成分を含む水剤は、有効成分の味も用いている甘味剤も異なっていることから多くの場合、甘味も異なります。

（松本 崇弘）

# 1部／薬剤学

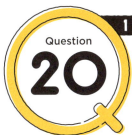

## Question 20　粉薬なのにどうしてドライシロップって言うの？

ドライシロップというのは、用時に溶解または懸濁して用いる顆粒状または粉末状の薬剤のことを言い、顆粒剤ではなく液体のシロップ剤の一種に分類されるため「シロップ」と呼ばれています。しかし、性状が液体ではなく粉末状であるためドライ（乾燥）と呼称されているのです。

　ドライシロップというのは日本薬局方に規定されるシロップ剤という剤形の中でシロップ用剤に含まれるものの一般的な名称です（ 図1 /p.78）。シロップ剤は、経口投与する、糖類または甘味料を含む粘稠性のある液状または固形の製剤と定義され、液状と固形の両方の製剤を含みます。このうち、固形の製剤で水を加えるときシロップ剤になる顆粒状または粉末状の製剤のことをシロップ用剤といい、ドライシロップ剤と称され、一般的にドライシロップと呼ばれているのです。すなわち、シロップ剤と言ったときにはそもそも液体ではないものがあり、ドライシロップは用時溶解、または懸濁して用いる顆粒状または粉末状の製剤ということです。

　一般的にシロップという場合、澄明な溶液や懸濁液といった液状のものを指すことが多く、医薬品以外の同様の状態の食品もシロップと呼ぶこともありますが、医薬品でいうシロップ剤は顆粒状または粉末状を含むという点において異なっています。

　シロップ剤は古くから高齢者や幼小児にも服用しやすい製剤として繁用されてきましたが、抗生物質、化学療法薬または抗がん薬などの中には液状のシロップ剤では含量や力価が経時的に低下し、有効性が低減する場合の他、服用性や扱いやすさを考慮して顆粒状または粉末状のドライシロップと

77

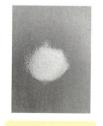 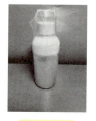

ドライシロップ　　シロップ

**図1**　**ドライシロップとシロップ**

する場合があります。市販品のドライシロップは、ドライシロップと表示記載されている他、懸濁用、シロップ用などと表示されています。

> **まとめ**
>
> - あらかじめ溶解または懸濁して服用してよいことが認められている粉薬をドライシロップと言います。
>
> - ドライシロップや懸濁用顆粒などと称していない粉薬を溶解したり、懸濁して服用する場合は医師、薬剤師に相談することを推奨します。
>
> - ドライシロップは軽くて持ち運びに便利です。

（松本 崇弘）

1部／薬剤学

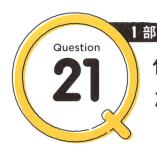

## Question 21　1部　薬剤学

便の中に錠剤が出てきたんだけど、大丈夫かな？

錠剤の抜け殻が便の中に出ることがあります。これは薬の有効成分が体内で吸収された後の残りです。

　患者から「お通じに白い変なものが混ざっているのですが…」という相談を受けることがあります。薬がそのまま出てきたのだから効いていないのではないかと患者が不安になるのは当然です。

　しかし、薬の中には有効成分が吸収された後、添加物の残りが抜け殻のようになって糞便中に排泄されるものがあります。これを「ゴーストピル（またはゴーストタブレット）」などと呼んでおり、錠剤の形をしたものの他「白い粒」のようなものが見つかることもあります。

### ゴーストピル

　このゴーストピルは、薬の中でも消化管で有効成分が溶け出す速さや溶け出す場所をコントロールしたものに多く見られます。つまり、徐放剤とか腸溶剤と呼ばれるものにしばしば生じる現象です。それではゴーストピルがどのようにして生じるのでしょうか。

　Q4（p.15）でも述べた通り、有効成分の溶け出し方をどのようにしてコントロールするかという視点で分けてみると、まずは「膜透過制御型」と呼ばれる徐放剤があります（ 図1 a / p.80）。このタイプは水に不溶な基剤の膜で有効成分の周りを覆ったものです。これを服用すると、内部の有効成分がこの膜を通してゆっくり外に溶け出すようにできています。溶けきった後は水に不溶な基剤がそのまま残ります。

79

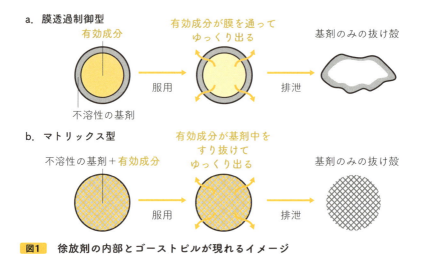

**図1** 徐放剤の内部とゴーストピルが現れるイメージ

　次は「マトリックス型」と呼ばれる徐放剤（**図1** b）で、このタイプは有効成分を水に不溶な基剤（油脂のようなもの）とともに練りこむことでつくられています。服用後は有効成分が基剤からなる網目のようなつくりのすきまを縫って少しずつ溶け出し、その後に基剤だけが残ります。これが軽石やスポンジのように巣穴が空いた状態となって排泄されるのです。

　デパケン®R錠100mg、200mg（バルプロ酸ナトリウム）は、ここで紹介した2つの機構を組み合わせることで効き目の持続性を達成しています[1]（**図2**）。つまり、水に不溶な基剤（マトリックス部分）中に主薬を分散させたうえで、この外側を徐放性の被膜で覆った製剤となっています。

　この薬は、9〜10時間でほぼすべて有効成分が溶け出す仕組みになっているため、たとえ糞便中にそのままの形で出てきても服用してから10時間以上経っていれば大きな問題はありません。

　患者は身体に生じるちょっとした変化にも敏感です。もし、このようなものを見つけると、病状が悪化したのではないか、薬が効いてないのではないかなどと不安になるのは当然です。薬を渡すときには、白いものがお通じに混ざる場合があること、そして薬はしっかり吸収されていることを前もって伝えると患者の安心感につながります。

1部／薬剤学

Q21 便の中に錠剤が出てきたんだけど、大丈夫かな？

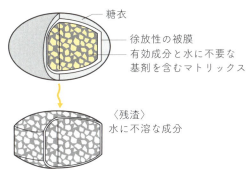

図2 デパケン®R錠の内部構造と主薬放出後の残渣のイメージ

協和キリン株式会社．デパケンR錠 インタビューフォーム（2022年7月改訂）より作成

## 粉薬でも白い粒が

　お通じから薬の抜け殻が見つかる現象は、錠剤だけではなく顆粒などの粉薬でもしばしば起こります。

　ペンタサ®顆粒94％（メサラジン）（図3 a）は、有効成分が水に溶けないエチルセルロースという徐放性成分の膜で覆われた粒子です。服用後は有効成分がこの膜を通してゆっくりと放出されます[2]。そして、後には水に溶けない成分の膜が白い粒として残ります。

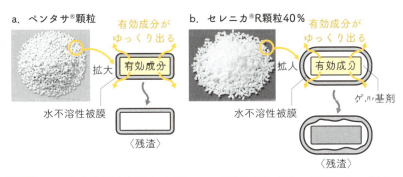

図3 ペンタサ®顆粒94％およびセレニカ®R顆粒40％の被膜による残渣のイメージ

写真提供：杏林製薬株式会社および興和株式会社

セレニカ®R顆粒40%（バルプロ酸ナトリウム）は、少し複雑ですが有効成分を含む顆粒の周りを水によりゲル化する成分で覆い、さらにその周りを水不溶性の成分で覆ってつくられています[3]。この薬も、有効成分がゆっくりと放出された後にはその抜け殻が残ります。

これらの粉薬も、錠剤の場合と同じように、噛み砕いたりすりつぶしたりしてはいけません。徐放の機能が失われて効果がなくなったり、副作用につながりかねないからです。

## まとめ

- 徐放剤や腸溶剤では薬の抜け殻が便の中に出ることがあります。

- これは薬の有効成分が体内で放出された後の残りで、ゴーストピルと呼ばれるものです。

- ゴーストピルは錠剤だけではなく粉薬を服用した際にも現れます。

- 患者には糞便中に抜け殻が現れること、そして薬はしっかり吸収されていることを前もって伝えると安心感につながります。

（今野 勉）

### 参考文献・資料

1) 協和キリン株式会社. デパケンR錠 インタビューフォーム第4版（2023年7月改訂）
2) 杏林製薬株式会社. ペンタサ顆粒 インタビューフォーム第27版（2023年7月改訂）
3) 興和株式会社. セレニカR顆粒 インタビューフォーム第22版（2023年7月改訂）

1部／薬剤学

Question 22

軟膏剤を混ぜたら水が出てきたんだけど、なぜ？

Answer

軟膏と呼ばれる塗り薬には水と油を混合して乳化したクリームも含まれますが、微妙なバランスでその状態が保たれているため、他の塗り薬と混ぜると水が流れ出すことがあります。

皮膚疾患の治療では、患者の症状に応じていくつかの軟膏・クリームを混合して使うことがあります。そのようなときに、薬局では混合できるかどうかなど塗り薬同士の相性を十分に確認してから混合作業を行います。

## 軟膏とクリームの違い

軟膏とクリームはどこが違うのでしょうか。 図1 は、その違いをイメージにしたものです。

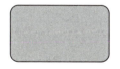

a. 軟膏：均一な基剤
- 水を含まない
- やや透明感あり

ワセリン、マクロゴールなど

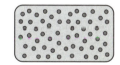

b. クリーム：基剤の粒が分散
- 水を含む乳化状態
- 不透明（白っぽい）

どちらかは水でもう一方は油

図1　軟膏とクリームの違い

83

まずは軟膏ですが、これには水は含まれていません。これに対して、クリームは水と油という本来混じりあわない2つの相で構成されており、この2つの相が乳化剤と呼ばれる添加物によってきれいに混じりあっているのです。この状態を乳化（エマルション）と呼んでおり、分散している粒（液滴）が光を乱反射するので不透明なのが特徴です。

クリームの状態は、マヨネーズやドレッシングをイメージすると理解しやすいと思いますが、これはけっして安定な状態ではなく絶妙のバランスを保っているのです。

軟膏とクリームに使われている基剤とその特徴を 表1 にまとめました[1,2]。

ところで、軟膏という記載なのにクリームのようであるなど、名称の区別があいまいなところがあります。どうしてそうなのかというと、2006年の日本薬局方第15改正およびそれ以前は両者を区別しないで軟膏剤と称していたからで、これが軟膏剤とクリーム剤に分けられた後にも、従来からの商品名がそのまま使われていることによるものと思われます。

例えば、ユベラ®軟膏（トコフェロール・ビタミンA油）、ザーネ®軟膏0.5%（ビタミンA油）、ヒルドイド®ソフト軟膏0.3%（ヘパリン類似物質）はすべてクリームです。

表1 　軟膏、クリームの基剤とその特徴

| 剤形 | タイプ | 主な基剤 | メリット・デメリット | 製品例 |
|---|---|---|---|---|
| 軟膏 | 水性 | 水溶性の基剤（マクロゴールなど） | ● 滲出液をよく吸収する ● 洗い落としやすい ● 皮膚が乾燥しやすい | アクトシン®軟膏 カデックス軟膏 |
| | 油性 | 油脂性の基剤（ワセリンなど） | ● 刺激が少ないため皮膚のびらんなどがあっても適用しやすい ● べとついて使用感に劣る | 白色ワセリン 白色軟膏 亜鉛華軟膏 |
| クリーム | 水ベース（O/W） | 油性成分と水に溶けやすい乳化剤 | ● のび、塗布感がよく洗い落しやすい ● 軟膏より刺激性が高い | オイラックス®クリーム ヒルドイド®クリーム |
| | 油ベース（W/O） | 油性成分と油に溶けやすい乳化剤 | ● 水で流れにくく作用に持続が期待できる ● ややべとつく | ユベラ®軟膏 ザーネ®軟膏 ヒルドイド®ソフト軟膏 |

## クリームの2つの型と他の薬との相性について

　クリームは、水と油のように本来は混じり合わないものが乳化剤によって混じり合っています。つまり、乳化剤は水と油のつなぎの役割を持っています。

　その乳化剤には水に溶けやすい性質のものと油に溶けやすいものがあります。水によく溶ける乳化剤を使うと、図2 a のように水の中に油の粒が分散したイメージとなる水ベースのエマルション（O/W型ともいう）となります。逆に 図2 b のように油に溶けやすい乳化剤を使用すると、こちらは油の中に水の粒が分散した油ベースのエマルション（W/O型ともいう）となります。

　水ベースのクリームはサラサラ感があるのが特徴です。油ベースのクリームは塗ったときにややベタベタ感があります。

　ところで、クリームはそれぞれの製品に適した性質の乳化剤を使っています。そのためクリームに軟膏を混ぜたときだけでなく2つのクリームを混ぜた場合にも、この絶妙な分散の状態が壊れてしまうことが多いのです。

　まず、クリームと軟膏の例では、水ベースのクリームであるユベラ® 軟膏やザーネ® 軟膏と、油脂性の軟膏である白色ワセリンや白色軟膏などを混ぜると、クリームの乳化状態が不安定になり分離が生じます[3,4]。

　次に、クリームとクリームの例では、オイラックス® クリーム10%（クロタミトン）とヒルドイド® ソフト軟膏が挙げられます。前者は水ベースのクリームであり、後者は油ベースのクリームです。この2つを混ぜるとお互いに性質の異なる乳化剤を用いているため、乳化のバランスが崩れて液体のようになって保存容器から流れ出してしまいます。

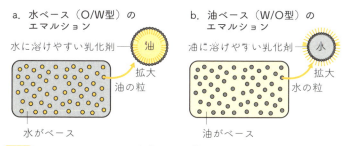

図2　クリームの2つの型（イメージ）

Q22　軟膏剤を混ぜたら水が出てきたんだけど、なぜ？

1部／薬剤学

## まとめ

● 軟膏は水を含みませんが、クリームは水を含み乳化剤によって油（油脂性の基剤）と混ざっています。

● クリームには乳化剤の性質によって、油滴が水中に分散している水ベースのタイプと水滴が油中に分散している油ベースのタイプがあります。

● 2つの塗り薬を混ぜると、乳化（分散）の状態が壊れてしまうことがあるため、薬剤師に事前に確認しましょう。

● 塗り薬の中には軟膏という名前でも実はクリームのものがあります。

（今野 勉）

**参考文献・資料**

1） 慶応義塾大学病院. 医療・健康情報サイト KOMPAS https://kompas.hosp.keio.ac.jp/index.html（2023年12月18日閲覧）
2） ディアケア. 現場で使える実践ケアの情報サイト まるわかり褥瘡ケア
https://www.almediaweb.jp/pressureulcer/maruwakari/part6/02.html
3） アルフレッサ ファーマ株式会社. ユベラ軟膏 インタビューフォーム第5版（2023年4月改訂）
4） アルフレッサ ファーマ株式会社. ザーネ軟膏0.5% インタビューフォーム第7版（2023年4月改訂）

# 1部／薬剤学

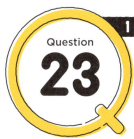

## Question 23 1部 薬剤学
## 口内炎の薬が患部に貼り付くのは、なぜ？

口内の患部に使う薬には、多くの場合ゲル化剤という特殊な成分が配合されており、粘膜にぴったり貼り付く性質をもっています。

　口内炎など口内の患部に使うには、通常ゲル化剤という内部に水を含んだときに特殊な形態に変化する成分が使われています。「ゲル」は流れにくく弾性を保ったプルプル感のある固体のようになった状態を表す言葉ですが、内に含んだ液体が水の場合をハイドロゲルと呼んでいます。
　「ゲル」はもともとドイツ語ですが、英語やフランス語ではそれぞれ「ジェル」とか「ジュレ」などというそうです。それでは、このゲルがどうして口内の粘膜に付着するのでしょうか。

## 薬が患部に貼り付くわけは

　オルテクサー®口腔用軟膏0.1％（トリアムシノロンアセトニド）やアフタッチ®口腔用貼付剤25μg（トリアムシノロンアセトニド）には、それぞれゲル化剤という成分が配合されています。
　薬が口の粘膜に貼り付くのは、浸透圧という現象が引き金になるといわれています[1]。ゲル化剤が唾液などの水に触れると、浸透圧により 図1 （p.88）のように水分を内部に吸い込みながらゲル化剤自体が膨らんできます。浸透圧というのは、ちょうどナメクジに塩を振りかけたときに、ナメクジの水分を塩が吸い取ってしまう現象と同じです。ここで塩の役割をもつのがゲル化剤となります。
　ゲル化剤は網目のように立体的に絡まった構造をしており、水を吸い込む

87

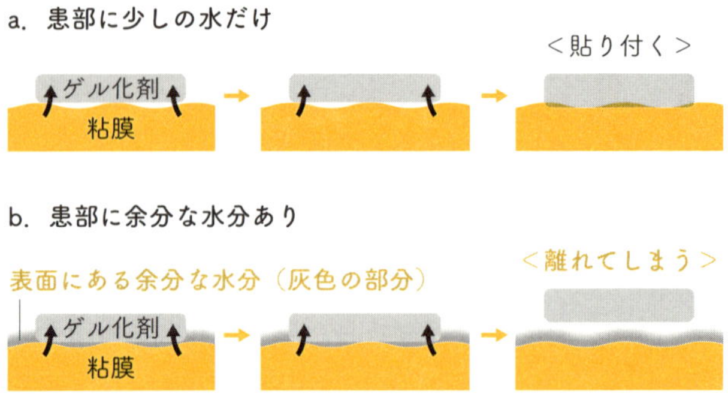

a. 患部に少しの水だけ

<貼り付く>

ゲル化剤

粘膜

b. 患部に余分な水分あり

表面にある余分な水分（灰色の部分）

<離れてしまう>

ゲル化剤

粘膜

**図1** 浸透圧によるゲル化剤への水の移動のイメージ

量には限界があるので網目がバラバラになって溶けることはありません。ゲル化剤は、はじめは水を吸い込む力は大きく、それが徐々に小さくなり、網目が十分に膨らむと水の吸い込みは止まります。

　もし、口内の患部にある水分が少しだけであれば、**図1** **a** のようにゲル化剤が膨らむ途中で接触した表面近くの水がなくなります。このとき、ゲル化剤は粘膜に吸い付くようになった状態で水の移動が止まります。

　そして、ゲル化剤の表面と粘膜との間で極めて微細な分子レベルでの接触点が多数できます。薬が貼り付く理由は、その接着点で充分な分子間の力が生じることで説明されます（くわしくは補足の項を参照 / p.90）。

　一方で、患部に水分がありすぎると（**図1** **b**）、水分の移動によるゲル化剤の膨らみが完了した後にも粘膜との間には水が残ったままとなります。このような状態では、薬と粘膜がうまく付着しません。

　このようなことから口内炎の薬は、「あらかじめティッシュペーパーやガーゼなどで患部の周りの水分や唾液を軽く拭きとってから付着させる」となっています[2,3]。

　この現象は、乾燥した薄い海苔を食べたときに口の中に貼り付いてしまうことをイメージするとわかりやすいと思います。もし海苔をたっぷりの水に浸してから口に含めば貼り付きは起こりません。

　口腔咽頭カンジダ症の治療に使われるオラビ®錠口腔用 50 mg（ミコナゾール）も、口腔の粘膜に付着することにより、有効成分が口腔で持続して放出される薬です。この薬には、生体付着性の濃縮乳タンパク質が成分とし

# 1部／薬剤学

## Q23 口内炎の薬が患部に貼り付くのは、なぜ？

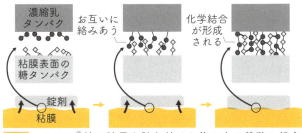

**図2** オラビ®錠口腔用を貼り付けた後の水の移動と想定される付着メカニズム

中川洋一．新薬医薬品紹介 口腔粘膜付着型 口腔咽頭カンジダ症治療剤 ミコナゾール付着錠　オラビ®錠口腔用50mg．歯薬療法．2020; 39: 23-24．より作成

て配合されており、口腔粘膜に長時間付着することが可能です[4]。

濃縮乳タンパク質の特徴は、前述の貼付剤と同様に水を内部に引き込んだ後、物理的な付着に加えて、化学的な結合力も働いているとされています[5]（**図2**）。つまり、薬のタンパク質と粘膜表面の糖タンパクという成分がお互いに絡み合った後に、タンパク質に特徴的な化学結合（イオウ原子同士がつながるジスルフィド結合）というが生じるのです。

従来のミコナゾールゲル製剤による治療では1日数回塗る必要がありましたが、この薬によって、1日1回の適用が可能になりました。

## 貼り付ける面（層）に注意！

口の中に貼る薬では貼り付ける面に注意が必要なものがあります。アフタッチ®口腔用貼付剤25μgは、一つの面が白色で他の面が淡黄赤色となっています。そして、使うときは錠剤の着色面（淡黄赤色）に指先をつけて、患部の粘膜には白色面を当てる必要があります。

**図3 a**（p.90）のように、この薬剤は口の中に貼り付く層（白色の付着層）と、それを支える層（淡黄赤色の支持層）との2層からなります。このうち、白色の付着層の中だけに有効成分が含まれており、唾液により膨張して、持続的に患部に薬が効くように工夫されています。

もし、裏表を逆にしてしまうと、貼り付けづらくなるだけでなく有効成分が患部と接触しないので効果もありません。

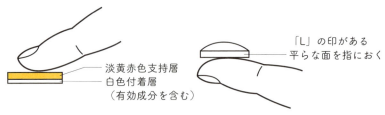

**図3** アフタッチ®口腔用貼付剤およびオラビ®錠口腔用の貼り方

アルフレッサ ファーマ株式会社. アフタッチ口腔用貼付剤25μg 添付文書第1版（2021年9月作成）、久光製薬株式会社. オラビ錠口腔用50mg インタビューフォーム第6版（2022年3月改訂）より作成

　オラビ®錠口腔用は、片面が膨らんでおり他の片面が平らな錠剤です。**図3** bのように「L」の印のある平らな面を下にして指に載せ、膨らんでいる面を上顎歯肉という場所に置くと口腔の粘膜に付着しやすくなっています。そして30秒間頬の上から指で軽く押しながら付着するようにします。

　もちろん、この薬は口腔粘膜に付着して効果を発揮するため、のみ込んだり、なめたり、噛み砕いたりしてはいけません。

> **補足**
>
> 　口内炎の薬のゲル化剤が口中の粘膜に貼り付く現象は、次のように説明されるので、興味のある人は参考にしてください。
>
> 　物と物とが貼り付くためには、分子レベルで近づくことが必要です。接触するとお互いを引き付けあう力が生まれ、これを「分子間力」と言います。
>
> 　しかし固体の表面は、平らに見えても分子レベルで見るとデコボコなので、固体同士ではいくら近づけても分子レベルでの「接触点」はごくわずかなため、くっつきません。それは、分子間力が働くためには、オングストローム（1千万分の1ミリメートル）というごく小さな単位の距離まで近づくことが必要だからです[6]。
>
> 　これに対して、ゲルのように液体に近い物質では、他の物とのあいだに分子レベルでもデコボコが埋まるように貼り付くことができます。その結果、ゲルと口の中の粘膜とのあいだに分子レベルでの多くの接触点が生じます[7]。
>
> 　そして、この接触点では「水素結合力」や「ファンデルワールス力」というものが分子間力として生じます。特に、後者の力はゲル化剤など分子量が大きいほど強くなります。この分子レベルでの引力が無数に総和されて表面張力となって、薬の付着力として現れるのです[8]。

## 1部／薬剤学

### まとめ

- 口内の患部に使う薬にはゲル化剤という成分が含まれている面（層）があります。

- ゲル化剤は、唾液の水分を取り込むとハイドロゲルという形態に変化し、流れにくく患部の粘膜に貼り付く性質をもちます。

- 薬を使う前に、ティッシュペーパーなどで患部の周りの水分や唾液を軽く拭きとることが重要です。

- アフタッチ®口腔用貼付剤では、表裏を間違えないよう貼る向きに注意が必要です。

（今野 勉）

### 参考文献・資料

1) 柴山充弘．ゲルの物理と化学の新展開．日本物理学会誌．2017; 72: 226-227.
2) 日本ジェネリック株式会社．患者さま向け指導箋 オルテクサー口腔用軟膏0.1%のつけ方．
3) アルフレッサ ファーマ株式会社．アフタッチ口腔用貼付剤25μg 添付文書第1版（2021年9月作成）
4) 久光製薬株式会社．オラビ錠口腔用50mg インタビューフォーム第6版（2022年3月改訂）
5) 中川洋一．新薬医薬品紹介 口腔粘膜付着型 口腔咽頭カンジダ症治療剤 ミコナゾール付着錠 オラビ®錠口腔用50mg．歯薬療法．2020; 39: 23-24.
6) 日東電工株式会社．テープの科学館 https://www.nitto.com/jp/ja/tapemuseum/science/adhesion01.html（2023年12月18日閲覧）
7) 鈴木淳史．ハイドロゲル表面の構造と環境調和型ゲルテクノロジー．表面技術．2007; 58: 647-654.
8) 山崎義弘．テープをはがして、考える―「粘着の物理」に向けて―．日本物理学会誌．2016; 71: 318-322.

Q23 口内炎の薬が患部に貼り付くのは、なぜ？

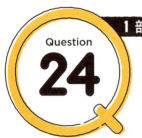

## 1部 薬剤学

# Question 24
## のみ薬より速い！注射剤の即効性、その理由は？

注射剤は、血管内に直接薬を投与するため吸収する手間がなく、すぐに全身に行きわたるので、注射剤はのみ薬に比べて効果が出るまでの時間が短いのです。

　のみ薬は口から入った薬を胃や腸で溶かして、吸収しなければなりません。一方、注射剤は血管内に直接薬を投与するため、吸収する過程が必要なくすぐに全身に行きわたります。そのため注射剤はのみ薬と比較して、即効性を有するのです。

　具体的には、のみ薬は胃や腸で溶け出すまでに、30分〜1時間程度かかると言われています。その後、血液中に吸収されるまでにさらに時間がかかります。つまりのみ薬で効果が出るまでには、少なくとも1〜2時間程度かかるのです。一方、注射剤は、血管内に直接投与するため、消化管を通る必要がなく、すぐに血液中に吸収されます。その後、すぐに全身に運ばれ、患部に届きます。そのため、効果が出るまでに、数分〜30分程度しかかかりません。

　注射剤は、急性の症状やすぐに効果が必要な場合によく用いられます。例えば、痛み止めや抗生物質などの注射剤は、のみ薬よりも早く効いて、症状を改善するのに役立ちます。また、服薬が難しい患者や薬の吸収が悪い患者にも、注射剤が用いられることがあります。

　注射剤は薬を直接体内に入れることで、即効性や持続性に優れた治療効果が期待できる一方で、副作用のリスクも高くなります。この注射剤のメリットとデメリットを次項以下にまとめました。

## 1部／薬剤学

## 注射剤のメリット

### ①即効性がある

薬が体内に吸収されるまでの時間が短いため、即効性があります。そのため、急性疾患や重症患者の治療など、即効性が求められる場面でよく用いられます。

### ②口からのむ内服薬に比べて少ない薬量で効果が期待できる

少ない量で効果が期待できます。その理由は、注射剤は直接体内に投与されるため、薬が胃や腸で分解されたり吸収が悪くなる障壁がないためです。

### ③のみ込みの難しい人でも投与できる

口からのむことはないので、意識のない人やのみ込みの難しい人にも投与することができます。そのため、嚥下障害などで、のみ込みが困難な患者にも、注射剤が用いられることがあります。

## 注射剤のデメリット

### ①副作用のリスクが高い

直接体内に投与されるため、薬が血液や臓器などの重要な組織に直接作用します。そのため薬の吸収が速く、副作用が急激に現れる可能性があります。

### ②感染症のリスクがある

注射剤は、注射針を介して感染症にかかるリスクがあります。特に、注射針が汚染されていた場合や、注射針を刺す際に皮膚を十分に消毒しなかった場合などに、感染症のリスクが高くなります。

### ③投与する際に痛みを感じる

注射針は、細いものでも直径は 0.5mm 程度あり、皮膚を刺す際には多少の痛みや刺激を感じます。針が血管や神経を損傷した場合、より強い痛みや痺れを引き起こす可能性があります。また、注射剤に含まれる薬剤によっては、注射部位に炎症や刺激を引き起こすことがあります。

注射剤を用いる際には、医師や薬剤師の指示に従って正しく用いる必要があります。正しく使わないと副作用のリスクが高まるだけでなく、治療効果が十分に発揮されない可能性があります。また、自己注射を安全に行うため

Q24 のみ薬より速い！注射剤の即効性、その理由は？

には、まず手を洗い、注射器や針は清潔な状態で使用し、注射部位は毎回変えて同じ場所に負担をかけないように指導しましょう。

## まとめ

- 注射剤は、血管内に直接薬を投与するため、吸収する過程が必要なく、すぐに全身に行きわたるので、のみ薬と比較して即効性があります。

- 注射剤は、即効性や持続性に優れた治療効果が期待できる一方で、デメリットもあります。

- メリットは、即効性、内服薬に比べて少ない薬量で効果を発揮すること、嚥下障害などの患者にも用いることができることなどが挙げられます。

- デメリットとしては、副作用や感染症のリスクが高いこと、投与する際に痛みを感じることなどがあります。

（石田 誠）

# 1部／薬剤学

## Question 25
## 注射の効果を最大限にするために適正な調製法や注意すべきことは？

注射剤は、病気の治療や予防、診断など、様々な目的で使用されます。効果的な治療を行うためには、注射剤の適正使用が重要です。そのため、正しい手順での調整法や感染予防を徹底することが重要です。

注射の調製時には正しい手順での調整法や感染予防の徹底が重要ですが、具体的には以下の項目が注意するポイントです。

- 注射液の泡立ち
- ゴム栓が削り取られるコアリング
- 無菌操作が必要

それぞれについて解説します。

## 注射液の泡立ち

医薬品の注射剤の中には、凍結乾燥法により調製された製品が多くあります。そのため、患者に投与する際は適切な溶媒に溶解する必要があります。しかし、これらの製品を溶解する際に、凝集や泡立ちの問題が発生することがあります。あるアンケート調査によると調製時に泡立つことが重要な関心事であることが明らかになっています[1]。激しく振ったり、転倒混和による泡立ちはそのほとんどが溶解補助剤として添加されているポリソルベートによるものとされています。注射剤を溶解するに泡立ちを防ぐ注意点としては、溶解液をゆっくりと注入する、希釈時に激しく振とうしないなどが挙げられます（ 図1 ／ p.96）。

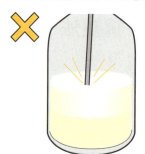
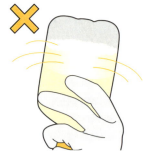

図1 激しく振ったり、転倒混和による泡立ちの例

## ゴム栓が削り取られるコアリング

　コアリングとは、輸液ボトルやバイアルのゴム栓に注射針などを穿通する際に、ゴム片が削り取られて薬液内に混入する現象のことを指します[2]。コアリングにより発生したゴム片の多くは、注射針の内径よりも小さく、容易に体内に入ってしまう可能性があるため、注意が必要です。コアリングを予防するための穿刺法は、ゆっくり・まっすぐに穿刺する、なるべく細い針を使用する、針はゴム栓の刻印部を穿刺、針を複数回穿刺する場合は別の箇所を穿刺するなどが挙げられます（ 図2 ）。

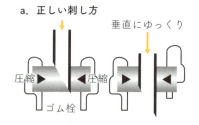
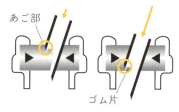

図2 注射針の正しい刺し方と誤った刺し方の比較

## 無菌操作が必要

　注射剤の調製は、無菌操作を行う必要があります。手洗いや消毒を徹底し、注射器や針などの器具を清潔に保ちましょう。これら無菌性を確保するための注意点として、以下が挙げられます。

①手洗い後、手袋を装着し、事前に手指の汚染を防ぐ。

②調製場所が汚染されないようにする（クリーンベンチを使用して調製するのが望ましい）。

③輸液剤のゴム栓の滅菌シールを剥がした後は、消毒用エタノールなどで清拭する。

④混注によるゴム穿刺の回数が増えるほど、微生物汚染の機会が多くなるので、混合薬剤数を極力少なくする。

　また、注射剤の調製は、製品ごとに異なる注意点があります。これは、注射剤の成分や形状、安定性などが製品ごとに異なるためです。

　例えば、以下の点が製品によって異なる場合があります。

- 溶解法
- 希釈法
- 投与法
- 使用期限
- 使用上の注意

　これらの注意点を守らないと、薬剤の有効成分が十分に溶解・希釈されず、効果が得られないことや薬剤が不安定になり、安定性に問題が発生したりします。そのため、添付文書や医師の指示に従って、正しい手順で調製することが重要です。添付文書やインタビューフォームには、注射剤の調製に関する具体的な手順や注意事項が記載されています。また、製品ごとに異なる注意点も記載されているので、必ず確認しましょう。

## まとめ

- 注射剤で効果的な治療を行うためには、注射の適正使用が重要です。

- そのため、注射液の泡立ちやコアリングの防止、無菌操作が必要です。

- 医師の指示や添付文書やインタビューフォームに記載の正しい手順で調製することが重要です。製品ごとの異なる注意点も確認が必要です。

（石田 誠）

**参考文献・資料**

1) 花輪剛久ら．抗体医薬品の現状と課題―医療の現場より―. 薬剤学. 2014; 74: 57-62.
2) 後藤隆志ら．静注液バイアルで発生したコアリングとその防止法の検討. 日歯麻誌．2018; 46: 52-54.

# 1部／薬剤学

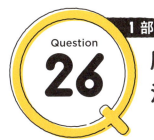

Question 26　1部　薬剤学

## 脂肪乳剤と高カロリー輸液、混ぜてはいけないの？

脂肪乳剤は、配合変化の観点から高カロリー輸液（TPN）とは混合せず、「単独ルート」で投与することが基本です。しかしながら、脂肪乳剤用の「単独ルート」が確保できない場合には、TPNラインの側管から投与することが可能です。

　従来、脂肪乳剤の投与は高カロリー輸液（TPN）との混合を避けるため、脂肪乳剤投与のための末梢投与経路を別におくことが推奨されていました[1]。しかし、現在、脂肪乳剤をTPNラインの側管から投与した際、脂肪乳剤の人工脂肪粒子径が大きくなるようなことはなく、TPNラインの側管からの投与は可能とされています[1]。脂肪乳剤の人工脂肪粒子はTPNのインラインフィルターの通過が困難のため、インラインフィルターを介さない患者側の側管から注入することが必要です。

　一方、TPNに脂肪乳剤を混合した場合、粗大粒子が増え、米国の基準の「5μmよりも大きな粒子の体積が全脂肪の0.05％未満」を越えるため、TPN製剤に脂肪乳剤を混合しての投与は行わないようにします[2]。なんらかの原因でTPN製剤のバッグの中に脂肪乳剤が入ってしまった場合は、時間が経過すると粒子径が大きくなって肺梗塞などの危険性があるので患者には投与しないでください。

　脂肪乳剤とTPNを混ぜると危険な理由をもう少し具体的に説明すると、以下の2つがあげられます。

①**脂肪乳剤の粒子径が大きくなってしまう**

　脂肪乳剤は、水に溶けない中性脂肪をリン脂質でエマルション（脂肪乳剤 t

99

粒子）化したものです。脂肪滴の粒子径は、一般的に 0.1 ～ 1μm 程度です。この粒子径が大きくなると、血管内に詰まりやすくなり、血栓や塞栓を引き起こす可能性があります。

TPN には、脂肪乳剤の粒子径を大きくする成分が含まれています。具体的には、リン脂質や卵黄レシチンなどの成分が、脂肪滴同士を結合させて、粒子径を大きくする働きがあります。そのため、脂肪乳剤と TPN を混ぜると、脂肪乳剤の粒子径が大きくなり、肺塞栓などの血栓を引き起こすリスクが高まります[1]。

## ②脂肪乳剤の成分が分解してしまう

脂肪乳剤は、大豆油を主原料としており、乳化剤として精製卵黄レシチン、等張化剤として濃グリセリンなどの成分で構成された製剤です。これらの成分は、酸やアルカリなどの化学物質によって油滴の分離が発生したりします。

TPN には、酸性やアルカリ性の成分が含まれている場合があります。そのため、脂肪乳剤と TPN を混ぜると、脂肪乳剤の成分が分解されてしまい、効果が低下したり、副作用を引き起こしたりする可能性があります。

TPN と脂肪乳剤の注意点に関しては以下のようになります。

- TPN と脂肪乳剤の副作用を理解する
- 投与時の注意点を把握する

TPN と脂肪乳剤は、患者の栄養状態を改善するために重要な治療手段です。しかし、適切に使用しないと、重大な副作用を引き起こす可能性があります。そのため、TPN と脂肪乳剤の注意点について十分に理解し、正しく対応することが重要です。

## まとめ

- 現在、脂肪乳剤を TPN ラインの側管から投与する方法は可能とされています。

- 脂肪乳剤の人工脂肪粒子は TPN のインラインフィルターの通過が困難のため、インラインフィルターを介さない注入が必要です。

- TPN に脂肪乳剤を混合した場合、粗大粒子が増えます。TPN 製剤に脂肪乳剤を混合しての投与しないでください。

- TPN と脂肪乳剤は、適切に使用しないと、重大な副作用を引き起こす可能性があり、注意点について十分に理解することが重要です。

（石田 誠）

**参考文献・資料**

1) 井上善文ら. 脂肪乳剤を中心静脈栄養投与ラインに側管投与する法の安全性. 静脈経腸栄養. 2014; 29: 863-870.
2) 名徳倫明. 脂肪乳剤と配合変化. 外科と代謝・栄養. 2017; 51: 103-110.

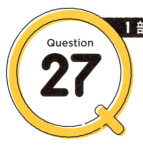

# 1部 薬剤学

## Question 27 点滴の容器に油性マジックで患者名を書くと、身体によくないの？

油性マジックには身体に毒性のあるキシレンなどの有機溶剤が含まれており、それで文字などを書くと点滴ボトル内の輸液に混入する可能性があります。それを防ぐため、直接点滴ボトルに油性マジックで記入することは避けましょう。

　油性マジックの有機溶剤には、身体に毒性があるキシレンという物質が含まれていることがあります[1]。点滴の容器は、プラスチックやガラスなどの素材で作られています。そのうちプラスチックは、油性マジックの有機溶剤を吸収しやすい性質があります。点滴ボトルに患者名などを直接油性マジックで書くと、このキシレンがボトルを透過して輸液内に混入して、患者の健康を害する恐れがあります。キシレンは、毒物及び劇物取締法にて医薬用外劇物に指定される物質で、揮発性の有機溶剤で、強い毒性があります[2]。吸入したり皮膚や粘膜に接触すると、体や皮膚に様々な健康障害を引き起こす可能性があります。

　具体的には、以下のような症状が起こる可能性があります。
- 頭痛、吐き気、めまい、意識障害などの中毒症状
- 皮膚や粘膜の刺激、炎症
- 肝臓や腎臓などの臓器の障害

　そのため、キシレンの透過を防止する策としては、以下のようなものが挙げられます。

**①油性マジックを使わないこと**

　これが最も確実な法です。油性マジックに含まれているキシレンを透過させないためには、そもそも油性マジックを使用しないことです。

## ②水性マジックを使用する

水性マジックには、キシレンなどの有機溶剤が含まれていないため、透過のリスクはありません。

## ③ラベルを使用する

ラベルは、プラスチックなどの素材で作られているため、油性マジックの有機溶剤を吸収しにくい性質があります。また、ラベルは、点滴の容器に直接貼り付けるため、透過のリスクをより低減することができます。

## ④容器を包装する

点滴の容器をビニール袋などで包装することで、油性マジックの有機溶剤が透過するリスクを低減することができます。

これらの策を講じることで、キシレンの透過を防止し、患者の健康を守ることができます。

また、キシレンの透過を防止するためには、以下の点にも注意が必要です。

## ①記載量を少なくする

記載量が多いほど、キシレンの透過量も多くなるため、記載量を少なくすることが大切です。

## ②記載した部分をこすらない

記載した部分をこすると、キシレンが溶け出して透過しやすくなるため、こすらないように注意しましょう。

## ③点滴の容器を保管する際は、直射日光や高温を避ける

直射日光や高温は、キシレンの揮発を促進します。点滴の容器を保管する際は、直射日光や高温を避けるようにしましょう。

## まとめ

● 油性マジックの有機溶剤に含まれているキシレンは、プラスチック製の点滴の容器を透過して輸液内に混入して、患者の健康を害する恐れがあります。

● 点滴の容器の素材は、油性マジックの有機溶剤を吸収しやすい性質があります。

● キシレンは、吸入したり皮膚や粘膜に接触すると、体や皮膚に様々な健康障害を引き起こす可能性があります。

● キシレンの透過を防止する策として油性マジックは使用せず、水性マジックやラベルを使用してください。

（石田 誠）

**参考文献・資料**

1) 濃沼政美ら. キシレン含有油性インクのプラスチック製輸液容器に対する影響. 医療薬学. 2003; 29: 203-209.
2) 神野透人ら. 揮発性有機化合物の室内濃度指針値の改定. ファルマシア. 2019; 55: 959.

1部／薬剤学

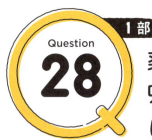

## Question 28  1部 薬剤学
## 薬が身体に投与された後、吸収される部位は剤形ごとに違うの？

のみ薬は消化管（小腸）から吸収され、一度肝臓を通過してから全身に運ばれますが、薬の成分は腸壁と肝臓を通過するときに一部が壊され（代謝され）てしまいます。一方、注射剤や坐剤などの剤形は、肝臓を通過せずに成分全部が吸収されます。

## 薬の投与経路

　薬は身体のいろいろな経路から投与できます。主な薬の形（剤形）ごとにその投与部位と吸収される体の部位を 表1 （p.106）に示します。全身作用を目的に薬を使用する場合、吸収する必要があります。薬の吸収とは、投与後に薬の成分が血液内に移動することです[1]。剤形ごとの投与部位、吸収部位を 図1 （p.106）に示します。吸収する前に成分の一部が壊される経口剤で注射剤や坐剤と同じ効果を得るためには、投与量を多くする必要があります。各薬剤の吸収部位を以下に説明します。

## 注射剤の吸収部位

　注射による投与は、皮下、筋肉内、静脈内などから行います。皮下投与では針を皮膚の下にある組織に刺すので、投与された薬は近くの毛細血管から血流に入ります。リンパ管を介して血流に入ることもあります。筋肉内投与は皮膚と皮下脂肪の下にある筋肉に注射します。皮下投与よりも大量の薬が投与できます。静脈内投与では、針を直接静脈内に入れて投与します。そのた

**表1 薬の剤形ごとの投与部位と吸収部位**

| | 主な剤形 | 投与部位 | 吸収部位 |
|---|---|---|---|
| 内服剤 | 経口剤（錠剤、カプセル剤、散剤、シロップ剤、液剤など） | 経口 | 小腸粘膜 |
| | 舌下錠、バッカル錠 | 口腔内 | 口腔粘膜 |
| 外用剤 | 吸入剤 | 気管支・肺 | 気管支、肺 |
| | 点眼剤 | 目 | 角膜、結膜 |
| | 点鼻剤 | 鼻 | 鼻粘膜 |
| | 坐剤 | 肛門 | 直腸粘膜 |
| | 貼付剤、テープ剤 | 皮膚 | 皮膚粘膜 |
| 注射剤 | 皮下注射剤 | 皮下 | 血管 |
| | 筋肉注射剤 | 筋肉 | 血管 |
| | 静脈注射剤・輸液剤 | 血管 | ― |

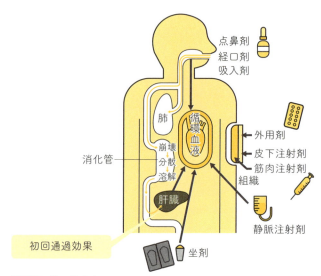

**図1 薬の投与経路**

め、正確な薬の量を早く、適切に全身に行きわたらせることができます。

　一方で間違った薬や量を投与すると取り返しがつかず、医療事故につながる可能性があるだけでなく、皮下や筋肉に比べて投与が難しいという欠点もあります。注射剤は投与部位から血管に入り、作用を発揮します。

## 外用剤の吸収部位

　外用剤とは、吸入剤や点眼剤、点鼻剤、坐剤、貼付剤、テープ剤などのことを指します。局所に作用させる点眼剤でも結膜近くの血管から吸収されて全身に作用するので、副作用を生じることもあります。貼付剤、テープ剤は局所作用のみならず全身作用を期待して使用することもあり、やはり貼付部位近くの血管から吸収されます。坐剤を投与する直腸の壁は薄く血管がたくさんあるので薬はすぐに吸収されます。小児や手術後など経口投与できないときに全身作用を目的に使われます。吸入剤は気管支や肺に薬を到達させて拡張させるなどの作用を期待して投与しますが、一部は近くの血管から吸収されます。つまり外用剤は投与後、吸収部位近くの血管に薬は入ります。

## 舌下錠、バッカル錠の吸収部位

　経口投与する錠剤でも、舌下錠は舌の下、バッカル錠は歯肉と頬の間に薬をおいて血管から吸収させます。

　つまり、経口剤以外の剤形の場合、薬の成分は吸収部位の血管内に吸収されるということです。

## 経口剤の吸収部位

　では、最もよく使われる経口剤である錠剤、カプセル剤、散剤、シロップ剤、液剤などの吸収についてはどうでしょうか。口から消化管に入った経口剤は、特殊な薬を除いて多くは小腸で吸収されます。腸壁を通った成分は、ここまでに説明した剤形とは異なり直接血管内に吸収されるのではなく、まずは肝臓に運ばれます。薬の成分の一部は腸壁と肝臓で壊され（代謝）、残った成分が血流に入って作用すべき場所に運ばれます。経口剤の吸収は、この

点が他の剤形と大きく異なります。

　また、経口剤は食べ物と同じ経路となりますので、食事の影響を受けて薬の吸収量や吸収速度が変わることがあります。例えば毎朝起床時にのむ骨粗鬆症の薬は、食事による影響を受けて、血漿中の濃度は絶食時、食前30分、食後3時間、食後30分の順に低くなります（図2）。一方、同じ骨粗鬆症

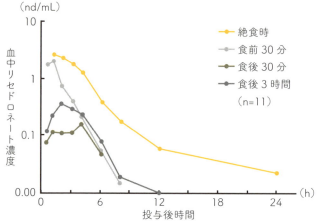

**図2　血中リセドロネート濃度の食事による影響**
健康成人男性5mg（カプセル剤）単回投与時の血漿中濃度推移
エーザイ株式会社. アクトネル錠インタビューフォーム p.58 より引用

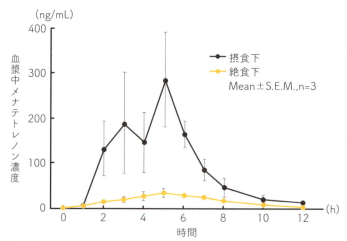

**図3　摂食下と絶食下の血中メナテトレノン血漿中濃度比較**
絶食下あるいは摂食下に本剤1カプセルを経口投与したときの平均血漿中濃度推移
エーザイ株式会社. グラケージカプセル インタビューフォーム p.21 より引用

1部／薬剤学

の薬でも油性成分であるビタミン K2 製剤は、絶食下に飲むと食後に飲んだときと比べて吸収が低下します（ **図3** ）。

　経口剤は、直接血管内に入る注射剤や坐剤と同じ効果を得るためには、投与量を多くする必要があります。

## まとめ

- 薬は経路によって、その場にとどまったり、全身に運ばれたりします。

- 静脈注射や坐剤は肝臓を通過することなく全身に運ばれるので、経口剤で同じ効果を得るためには投与量を増やす必要があります。

（倉田 なおみ）

**参考文献・資料**

1)　MSD マニュアル家庭版 . https://www.msdmanuals.com/ja-jp/home/02- 薬について / 薬の投与と薬物動態 / 薬の吸収（2024 年 11 月 29 日閲覧）

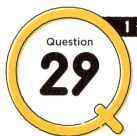

| 1部 | 薬剤学 |

# 1日1回でOKなんてスゴイ！貼り薬の仕組みとは？

貼り薬は1日1回貼るだけで1日中効果が続くという特徴があります。貼り薬に含まれる有効成分が、皮膚から浸透して患部に長時間作用する仕組みになっているためです。

　貼り薬が1日中効く仕組みを説明する前に、皮膚の構造と経皮吸収経路の理解を深めたいと思います。皮膚は、角層を含む表皮、真皮、皮下組織の3層から構成されており（ 図1 ）、そこに血管、リンパ管、神経、筋などが分布しています[1]。

　薬物の経皮吸収過程は複雑であり、薬物を角層へ移行させるためには、「貼り薬の基剤と皮膚や薬物の親和性」「基剤中の薬物の拡散性」「皮膚との接着性」や「薬物の分子量」などが影響します[2]。貼り薬は以下に示す経路を経て、薬物が角層を透過し体内に移行して効果を発揮します。

①薬剤が皮膚から浸透する（角層への分配、透過および拡散）

　貼り薬に含まれる薬剤は、基剤に含まれている成分の働きによって、皮膚から浸透し、薬剤を皮膚の奥まで届けやすくする作用があります。

②薬剤が患部に作用する

　薬剤が皮膚から浸透すると、患部に作用して痛みや炎症を抑えます。薬剤の種類によって、鎮痛・消炎などの効果があります。

③薬剤が患部に長時間作用する

　貼り薬は患部に密着するように設計されているため、薬剤が患部から剥がれ落ちにくくなっています。そのため、薬剤は患部に長時間作用し、1日中効果が持続するのです[3]。表皮は物質の経皮吸収を語るとき最も重要な組織です。その厚みは平均0.2 mmであり、バリア機能が正常な人の皮膚

1部／薬剤学

Q29 1日1回でOKなんてスゴイ！貼り薬の仕組みとは？

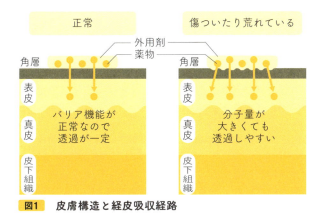

図1　皮膚構造と経皮吸収経路

では薬物の透過は一定となる傾向があります。一方、乾燥や炎症などで皮膚をひっかいてしまうと、皮膚が傷ついた状態となります。傷ついた皮膚はバリア機能が損失し、薬物の分子量が大きくても皮膚を透過しやすくなります。このように、貼り薬は、薬剤の浸透促進と患部への密着という2つの仕組みによって、1日中効果が持続しています。

また、貼り薬は、患部の種類や状態によって、適切な種類や貼りを選ぶことが大切です。痛みや炎症がひどい場合は、医師や薬剤師に相談して、適切な貼り薬を選ぶようにしましょう。

新たな貼り薬である経皮吸収型製剤の臨床試験も進んでおり、経皮吸収型製剤は安定した血中濃度を長時間維持でき、副作用も軽減されるなど薬学的なメリットに加え、患者にとっても使用が簡便でQOLの改善につながると考えられる製剤です。一方、これら経皮吸収型製剤は、従来からある局所作用を目的としたパップ剤などの湿布薬と同じと認識される懸念もあることから、医療従事者は使用に際して十分な説明を行うことが不可欠です。

## まとめ

● 薬物の経皮吸収過程は複雑であり、製剤側の因子も薬物の角層への移行に影響を与えます。

● 貼り薬は、薬物が角層を透過し体内に移行して効果を発揮します。

● 表皮は、物質の経皮吸収を語るとき、最も重要な組織であり、皮膚が傷ついた状態になるとバリア機能が損失し、薬物が皮膚を透過しやすくなります。

● 薬剤が皮膚から浸透すると、患部に作用して痛みや炎症を抑えます。

● 貼り薬は患部に密着するように設計されているので、1日中効果が持続します。

● 貼り薬を貼った部位の痛みや炎症がひどい場合は、医師や薬剤師に相談して、適切な貼り薬を選ぶことも重要です。

（石田 誠）

**参考文献・資料**

1) 藤堂浩明. 皮膚を介する薬物および有効成分のデリバリー. 薬剤学. 2006; 66: 202-206.
2) 杉林堅次. 経皮吸収型製剤：黎明・揺籃期から発展・成熟期へ、そしてこれから. YAKUGAKU ZASSHI. 2022; 142: 1227-1253.
3) 大谷道輝. 経皮吸収型製剤：臨床現場における利用と課題. ファルマシア. 2013; 49: 395-399.

1部／薬剤学

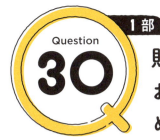

# Question 30 1部 薬剤学
## 貼り薬が剥がれた！貼りなおす？それともテープで止める？

貼りなおしが可能である製剤と、貼りなおしがきかない製剤があります。貼り薬が途中で剥がれた場合は、新たな貼り薬を貼りなおすのが正しい対処法です。一度剥がれたものを再び貼りなおすと、テープの表面に皮脂などがついて薬の吸収が悪くなるために、貼っても効果が得られない場合があるからです。

　貼り薬は、布やプラスチックフィルムに有効成分と基剤の混合物を薄く延ばして成型された製剤で、皮膚から薬を吸収させるための医薬品です。一般に、パップ剤とテープ剤に分類され、支持体、膏体（粘着剤＋薬物）、ライナー（剥離紙）で構成されます。

　貼り薬が途中で剥がれた場合は、貼りなおすのが正しい対処法です。

　貼付後12時間以上経過している場合は、薬の吸収がほぼ完了しているため、そのまま次の貼付時間まで待つことも可能です。しかし、貼付後12時間以内の場合は、薬の吸収が不十分となり、効果が得られなくなる可能性が

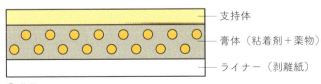

○ 薬物
図1　パップ剤（貼り薬）の模式図

あります。そのため、貼りなおすことで、薬の効果を十分に発揮することができます。

## 貼りなおす際の注意点

貼り薬を貼りなおす際は、以下の点に注意してください。
- 剥がれた部分を清潔にする
- 貼りなおした貼り薬は、しっかりと押さえつける

### まとめ

- 貼り薬が途中で剥がれた場合は、貼付後の時間によって変わりますが、基本的には貼りなおすのが正しい対処法です。

- 貼付後 12 時間以上経過している場合、そのまま次の貼付時間まで待つことも可能ですが、患者の症状に合わせ、医師の判断で再貼付することもあります。

- 貼り薬を貼りなおす際はいくつかの注意点があります。

（石田 誠）

1部／薬剤学

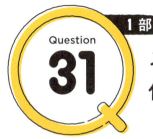

## Question 31 1部 薬剤学
## スピール膏ってどうやって使うの？

**Answer** 通常の貼り薬とは異なり、①患部と同じ大きさに切って貼付し、移動しないように絆創膏や粘着包帯で固定すること、②一度貼ったら2〜5日間は貼ったままにしてください。

　スピール膏は、いぼ、うおの目、たこの厚く硬くなった皮膚を軟化して取り除く貼り薬です。主成分はサリチル酸で、皮膚の角質を軟化させ溶解する作用があります。貼り薬と言っても、フィルムを剥がして貼る湿布薬のような貼り薬とは使用法が大きく異なります。

　患部の大きさが数mmである場合には、その患部の大きさにスピール膏を小さく切って使います（図1）。患部をお湯に浸して柔らかくしたり、入浴後に使用すると一層効果が上がります。しかし、患部周囲の皮膚に貼ってしまうと、正常皮膚の角質も白く軟化して剥がれ、痛くなることもあるので患部の周りの皮膚につかないようにすることと、動かないように固定する必要があります。また、毎日貼り替えるのではなく、2〜5日間は貼り続けます。貼ったまま入浴することもできます。2〜5日貼り続けても患部が取れなければ新しいものと交換します。

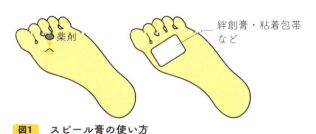

**図1** スピール膏の使い方

スピール膏 1 枚は 6cm × 4cm の大きさですので、患部が小さければ 1 枚でも結構余ります。足にできた小さなうおの目の治療だったらスピール膏は 1 枚で十分なのに、3 枚処方されていたこともありました。医師がスピール膏の使い方を十分に理解していなかったのかもしれません。スピール膏は正しく使わないと周囲の正常な皮膚を傷めますので、使用法を周知し、患者に対しても十分な説明が必要です。

## まとめ

● 通常の貼り薬と使い方が異なります。スピール膏は患部だけに貼り、周囲の正常な皮膚には貼らないことが重要ですので、患者には丁寧な説明が必要です。

● スピール膏は、皮膚の角質を軟化させ溶解させるので、患部以外に触れると正常な皮膚も溶解してしまいます。

（倉田 なおみ）

# 1部／薬剤学

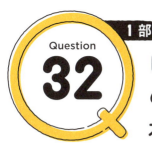

## Question 32

### 目薬を点眼する順番や時間の間隔に注意が必要って本当ですか？

**Answer** 2種類以上の目薬を続けて点眼してしまうと、最初にさした目薬が、後からさした目薬によって流れてしまいます。そのため、「5分以上の間隔をあけて点眼する」ことが大事です。

　複数の目薬を使用する際、間隔をあけずに続けて点眼すると、先に使用した目薬が後から使用した目薬によって鼻やのどに押し流されたり、成分同士が反応しあったりして、効果に影響が出ることがあります。これらを防ぐために、一般的に5分以上の間隔をあけて点眼することが推奨されています[1]。5分以上の点眼間隔をあけることで、相互の影響はほとんどなくなると考えられています。

　しかし、点眼薬の中でも、点眼後に涙液と混ざることでゲル化するチモプトール®XE点眼液や、点眼後に眼の表面の熱によってゲル化するリズモン®TG点眼液は10分間以上の間隔をあける必要があります[2,3]。

　点眼液の効果が最大限に発揮されるためには、正しい点眼方法で使用されることが重要です。特に、点眼間隔や点眼順序が適正でないと、最初に点眼した薬の本来の効果が期待できない場合があるため、以下のようなことに注意する必要があります。

- 複数処方された場合には、より重要な点眼薬を後に使用する（最も効果を期待したい点眼薬が洗い流されることを防ぐため）
- pHが異なる薬剤が複数処方された場合、刺激の少ない点眼薬を先に使用する（涙のpHは7～7.4なので、中性に近いものを先に点眼したほうが刺激が少なく涙も少ない）

さらに、点眼順序について、基本は医師や薬剤師の指示に従いますが、指示がない場合には点眼薬の特徴によって点眼する順番が変わってきます。点眼薬には、①水溶性点眼液、②懸濁性点眼液、③油性点眼液、④ゲル化点眼液、そして眼軟膏などがあります。

● 懸濁性点眼剤は一般に水に溶けにくく吸収されにくいものもあり、後からの点眼が望ましいです。
● 点眼薬と眼軟膏を併用して使用する場合は、眼軟膏は水溶性点眼剤をはじいてしまいますので、眼軟膏を後から使用します。

これらの注意点を考慮すると、点眼をする順番は 表1 の①から④の順になることが多いです。これら点眼薬の剤形と特徴を 表1 に示します。

**表1　点眼薬の種類と特徴**

| 種類 | 特徴 | 代表的な製品名<br>（規格は省略） |
|---|---|---|
| ①水溶性点眼薬 | 有効成分が水に溶けやすく、安定性が高い。一般的な点眼薬はこれに該当する製品が多い。 | クラビット®点眼液<br>ヒアレイン®点眼液 |
| ② 懸濁性点眼薬 | 有効成分が水に溶けにくく、吸収が遅い。懸濁性のため使用前によく振ることが必要。 | フルメトロン®点眼液<br>ネバナック®懸濁性点眼液 |
| ③油性点眼薬 | 有効成分が水をはじきやすく他の点眼薬の吸収を阻害してしまう恐れがある。効果の発現が緩やかで長い。 | 該当製品なし |
| ④ゲル化点眼薬 | ゲル化する基剤を配合しているため目の表面に溜まり作用が持続するため他の点眼薬の吸収を阻害してしまう恐れがある。 | チモプトール®XE点眼薬<br>リズモン®TG点眼液 |
| 眼軟膏 | 有効成分が水をはじきやすく他の点眼薬の吸収を阻害してしまう恐れがある。効果発現が緩やかで長いため、最後に塗布または点眼する。 | タリビット®眼軟膏<br>ゾビラックス®眼軟膏 |

# 1部／薬剤学

## まとめ

● 複数の目薬を使用する際、間隔をあけずに続けて点眼すると、効果に影響が出ることがあります。

● 一般的には、5分以上の点眼間隔をあけることで、相互の影響はほとんどなくなると考えられています。

● 複数処された場合、最も効果を期待したい点眼薬は、洗い流されることを防ぐため、最後に点眼します。

● 点眼薬の特徴によって点眼する順番が変わってくるため、①水溶性点眼液、②懸濁性点眼液、③油性点眼液、④ゲル化点眼液、そして眼軟膏の順番で点眼します。

（石田 誠）

**参考文献・資料**

1) 中田雄一郎. 目薬を創る時と使う時の話. ファルマシア. 2014; 50: 231-234.
2) 参天製薬株式会社. チモプトールXE点眼液0.25 % チモプトールXE点眼液0.5 % 添付文書第11版（2014年8月改訂）
3) 武内正史. 第35回 リズモンTG点眼液. ファルマシア. 2013; 49: 1194-1196.

## 1部 薬剤学

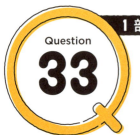

Question 33

目薬は冷蔵庫に保管したほうがよいって本当ですか？

冷所保存の指示があれば、冷蔵庫に保存します。冷所保存の指示がなければ、室温で直接日光が当たらない場所で大丈夫です。また、冷蔵庫の中に保存しても問題ありませんが、中には冷蔵庫に保存すると有効成分や添加物の結晶が出てしまうものもありますので、注意記載を必ず確認してください。

　目薬の保存温度は、研究開発の段階で、薬の成分が分解されないかを調べる安定性試験を実施しており、その結果に基づいて決まっています。そのため、指示された保存温度以外で保管した場合、薬の成分が分解したり、変色したり、品質の安定性が保てなくなる可能性があります。外部からの光や温度による環境因子により成分が化学反応を起こしてしまっては、十分な効果が得られなくなります。まずは説明書に注意記載があるので、しっかり守ることが大切です。

　実際には、ほとんどの目薬は、室温で保存しても問題ありません。保管の環境に影響する項目は、温度と光です。温度について、日本薬局方という医薬品の規格基準書に定められています。室温とは、通常1〜30℃を示します。夏の暑い時期や炎天下の車内など直射日光が当たらないように気をつければ、室温での保管は問題ありません[1]。また、冷所は1〜15℃と定義されています。冷所保存の目薬であっても長期旅行や外出ときなど冷蔵庫がない場合には、できるだけ涼しい場所に保管して持ち歩いても大丈夫です。

# 目薬の保管で注意するポイント

目薬の保管で注意して欲しい点があります。ここでは主に覚えて欲しい4つのポイントを紹介します。

## 1 専用の袋に入れる

目薬を受け取った際に、目薬と一緒に専用の青やオレンジ色の袋がついています。目薬を専用の袋にいれることは重要です（図1）。それは、目薬によっては、光によって化学反応を起こし、薬の成分が分解したり、品質が変わってしまう可能性があるものがあるからです。そのため、そういった目薬の専用の袋は「遮光」になっており、光を遮ることで、目薬を外部から守るようにつくられています。最近は容器自体に遮光性を持たせ、遮光袋がない点眼薬も増えています。

## 2 開封後の目薬の使用期限

目薬を開封した後は、1ヶ月を目安に使い切るようにしてください。それは清潔さを保つことが難しいためです。利用時には、手をしっかり洗うことや、キャップを清潔な場所に置くなど、清潔さを保つようにできる限り心がける必要があります。容器の先を目につけて点眼し、目やにやまつげが容器内に吸い込まれると、細菌が繁殖しやすくなってしまうので、容器内に異物を発見したら使用するのは控えるように伝えましょう。なお、目薬に記載されている使用期限は未開封の場合です。

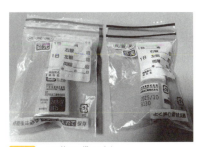

図1　目薬の袋の例

## 3 目薬の凍結に注意

　目薬によっては冷蔵保管が禁止されている場合もあります。事前に注意事項や添付文書で正しい保管方法をチェックしてください。特に指示がない場合、冷蔵庫で目薬を保管しても問題ありませんが、目薬を凍結させないよう注意が必要です。目薬が凍結すると薬の成分が変化してしまい、目薬本来の効果が得られないだけでなく、目に害を及ぼす可能性があります。一度でも凍結してしまった目薬の使用は避けなくてはなりません。

## 4 太陽の光を避ける

　「遮光」と記載のある目薬は、成分自体が光に弱く分解しやすいからです。光に当たってしまっても即危険だということは基本的にはありませんが、当然効果が落ちていきますので、遮光袋に必ず保管してください。なお、室内の照明については太陽の光ほど影響しないので、遮光袋を使えば過敏になる必要はありません。

---

### まとめ

- 目薬の保存温度は、指示された保存温度以外で保管した場合、品質の安定性が保てなくなる可能性があります。

- ほとんどの目薬は、室温で保存しても問題ありませんが、保管の環境に影響する項目は、温度と光です。

- 目薬の保管で注意する４つのポイントは、専用の袋での保管、開封後の目薬の使用期限、目薬の凍結に注意、太陽の光を避けることです。

---

（石田　誠）

**参考文献・資料**

1)　日本眼科医会. 点眼剤の適正使用ハンドブック―Q＆A― 第 2 版. 2022.

# Question 34 インスリンは冷やしすぎ注意って本当ですか？

**A** 使用開始前のインスリン製剤は冷蔵庫（2〜8℃）に保管してください。その際、凍結に注意する必要があります。開封後の物は室温（1〜30℃）保存で直射日光が当たらないような場所で保管して下さい。使用開始後の有効期限はおおよそ4週間ですが、製品によっては違うこともあるので必ず確認してください。

インスリン製剤は、使用開始前は基本的に冷蔵庫（2〜8℃）に保管します[1]。しかし、凍結を避ける必要があるので、いくつかの注意点があります（図1）。

- フリーザー内や吹き出し口からの冷風が直接あたる場所に置かないようにしてください。
- 冷蔵室内を「強冷」に設定した場合、凍結することがありますので、設定温度は注意してください。
- 凍結を避けるため冷却風のあたらないドアポケットなどに入れることが推奨されています。

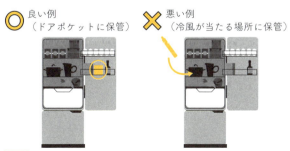

図1　インスリン製剤の保管

インスリン製剤が凍結すると以下の問題が発生し、効果が発揮できなくなります。

● インスリンの成分が変化する

インスリンはタンパク質でできています。タンパク質は、低温で安定しますが、凍結すると結晶化します。結晶化したインスリンは、本来の形や機能を失い、血糖値を下げる効果が低下します。したがって、一度凍らせたインスリン製剤は、作用する時間が変わるなどして品質が保てませんので、使用しないでください。

もし凍結してしまった場合、次のようなことが起こりますので、使用しないでください。

● カートリッジ内に小豆粒より大きい気泡、またはたくさんの細かい気泡ができる
● 注入ボタンが重くて押せない（器具の破損）
● カートリッジにヒビが入っていたり、ゴム栓が破損している
● 懸濁インスリンがいつもより短時間で沈殿する

使用開始後のインスリン製剤の保管について、剤形ごとに異なります。また、インスリン製剤により使用開始後の使用期限が異なるため注意が必要です（ 表1 ）。

表1　インスリン製剤の種類

| 種類 | 注意点と製剤の例 |
|---|---|
| カートリッジ（分離型） | ● カートリッジを専用のペン型注入器に装着（針は必ず外す）したままにし、冷蔵庫では保存しない。<br>● 使用開始後は、遮光して室温保存する。 |
| プレフィルド（一体型） | ● 使用開始後は冷蔵庫に保存しない。針は必ず外し、遮光して室温保存する。 |
| バイアル | ● バイアルを使う場合は、使いかけの瓶はなるべく冷蔵庫に入れる。開封後、1ヶ月をめどに使用する。 |

インスリン製剤は、糖尿病の治療に欠かせない薬です。しかし、インスリンはタンパク質でできており、温度変化に弱いため、適切な保管方法を守ることが大切です。インスリン製剤の温度管理を正しく行うことで、インスリンの有効性を維持し、注射器の故障を防ぐことができます。糖尿病患者には、インスリン製剤の温度管理について、十分に理解し、適切な方法での保管を指導するようにしましょう。

## まとめ

● 使用前のインスリン製剤は、基本的に冷蔵庫に保管しますが、凍結を避ける必要があります。

● インスリン製剤が凍結すると、インスリンの成分が変化したり、注射器に不具合が発生したりします。

● その結果、作用する時間が変わるなどして品質が保てない可能性があります。

● 糖尿病患者には、インスリン製剤の温度管理について、十分に理解し、適切な方法で保管してもらうことが必要です。

（石田　誠）

**参考文献・資料**

1) 瀧澤裕樹ら. 令和元年房総半島台風後の真夏日、長時間停電時におけるインスリン保管状況に関する質問票調査. 糖尿病. 2021; 64: 502-505.

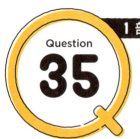

## 1部 薬剤学

# Question 35

食後30分にのむ薬を食直後に、食直後にのむ薬を食後10分過ぎてのんだらどうなるの？

基本的には、薬は指示の通りに服用してください。食直後にのむ薬を空腹時にのむとほとんど吸収されないこともあります。しかし、食後にのむ薬を食直後にのんだり、「食直後」だけど数分過ぎてしまっても、体に悪い影響が出る可能性は低いです。食後30分というのは、あくまでも目安です。

　薬を薬局で調剤してもらうとき、薬の入った袋は「薬袋（やくたい）」と呼ばれます。薬袋には「食後」、「食前」、「食間」、「食直前」、「食直後」など、薬を服用するタイミング（用法）が記載されています。この中で最も多いのは「食後」ですが、「食直前」や「食後30分」のようにさらに細かく指示されていることもあります[1]。こんなに細かいと「食直後だけど、10分過ぎてしまったらどうすればいいのだろう」とか「食後30分だけど、食後すぐにのみたい」など、薬をのむのに迷ってしまうこともあるかもしれません。ここでは、まず、主な服用時間の違いを含めた用法の違いを整理します。

　基本的には、薬は指示の通りに服用してください。薬によっては、空腹時にのむと胃を荒らすもの（アスピリン、イブプロフェン、ナプロキセンなど）や、指示とは異なる時間にのむと効果が落ちるもの（レボドパ、インスリン、スタチン系薬剤、ビスホスホネートなど）もあります。ただし、食後30分の薬は、食後すぐにのんでも問題ありません。食後30分というのは、あ

## 1部／薬剤学

**表1　お薬の服用時間の目安**

| 食前 | 胃の中に食べ物が入っていないとき（食事の 30 分前を目安） |
|---|---|
| 食直前 | 食事の 5 分前～直前（お箸を持ったとき、持つ直前が目安） |
| 食直後 | 食後の 5 分以内（お箸を置いたとき、置いた直後が目安） |
| 食後 | 胃の中に食べ物が入っているとき（食事の後 30 分以内を目安） |
| 食間 | 胃の中に食べ物が入っていないとき<br>食事と食事の間（食事の 2 時間後が目安）<br>食事中に服用することではありません |

くまでも目安です。食後にのむ薬を食直後にのんでしまっても、体に悪い影響が出る可能性は低いからです。

　薬をのむタイミングはなぜ食事と関連しているのでしょうか。その理由は 2 つあります。1 つは、食事という生活習慣と関連づけることでのみ忘れを防止するためです。食事は毎日必ず行う生活習慣であるため、薬の服用を食事と関連づけることで、のみ忘れを防止することができます。2 つ目は体内に吸収される際の様々な影響が考慮されているためです。薬の吸収には、胃酸や胆汁酸、消化酵素などの様々な影響を受けます[2]。食前・食後・食間などのタイミングによって、これらの影響が異なるため、薬の効果や副作用をコントロールするために、適切なタイミングで服用することが重要です。このように、薬の細かい服用時間の指示には、きちんとした意味があるのです。服用する薬の説明書や、医師や薬剤師の指示に従って、正しいタイミングで服用することが重要です。

Q35

食後 30 分にのむ薬を食直後に、食直後にのむ薬を食後 10 分過ぎてのんだらどうなるの？

## まとめ

● 薬の服用時間の指示には、きちんとした意味があるので、基本的には指示の通りに服用してください。

● 食後にのむ薬を食直後に飲んだり、「食直後」だけど、数分過ぎてしまっても、体に悪い影響が出る可能性は低いでしょう。

● 薬をのむタイミングが、食事と関連している理由は2つあります。1つは、食事という生活習慣と関連づけることでのみ忘れを防止するためです。2つ目は体内に吸収される際の様々な影響が考慮されているためです。

（石田 誠）

**参考文献・資料**

1) 清水秀行ら. 処方オーダにおける用法入力標準化のための現状分析. 病院薬学. 1998; 24: 704-710.
2) 高木敏栄. 患者個別の消化管生理を反映した製剤機能評価. Drug Delivery System. 2022; 37: 312-320.

1部／薬剤学

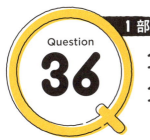

Question 36

## 食間っていつ？どういう薬を食間に服用するの？

食間は、食事と食事の間のことで、胃に食べ物が入っていない状態の時です。空腹の状態でのむと吸収がよい薬や、胃の粘膜を保護するための薬などは食間にのみます。

　食間は、食事の最中だと思われている人も多いようですが、食事と食事の間つまり、胃に食べ物が入っていない状態で服用することです。一般的には、食後2～3時間と言われています（図1）。例えば、朝食を7時に取り、昼食を12時ごろ食べるのであれば、9～10時頃が食間になります。空腹時だと効果が最大限に発揮できる薬は食間にのみます。

　空腹時に服用することで、胃の粘膜に直接作用したり、胃酸や胆汁などの消化液の影響を受けずに吸収されます。また、胃に食べ物が入っていると吸収や効果が妨げられる薬の場合は、空腹時に服用します。ただし、胃に食べ物が入っていないと、薬が直接胃壁に当たり胃を傷つける可能性がある薬は食後に服用します。

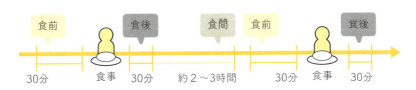

図1　食前・食間・食後について

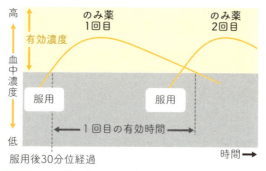

**図2** のみ薬の効果が持続する時間
日本製薬工業協会．くすりの情報Q&A．Q14より作成

　薬は、一定の血中濃度があるときに効果を発揮します。それより低いと効果を発揮できず、高すぎると副作用などの問題が発生することがあります。薬をのんでから数時間経つと薬の血中濃度はだんだん下がってきます。これが下がりきらないうちに次の薬を飲むことによって、血中濃度を一定レベルに保つことができるのです（**図2**）。食事は薬の吸収と関係があり、服用の時間を間違えると、薬の吸収が早くなったり、遅くなったりします。したがって、食前・食間・食後などの用法には、それぞれ意味があり、食事によって変化する胃の状態に合わせて服用時間が決められています。3度の食事と関係づけているのは「のみ忘れ」を防止する方法の一つでもあります。

## まとめ

- 食間は、食事の最中ではなく、食事と食事の間のことです。一般的には、食後2〜3時間といわれています。

- 空腹時に服用することで、効果を最大限に発揮することができる薬は食間にのみます。

- 食事は薬の吸収と関係があり、食前・食間・食後などの用法には、それぞれ意味があります。

（石田　誠）

# 1部／薬剤学

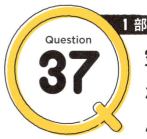

## Question 37
空腹時の指示がある薬、お腹がすいたと感じるときはないんだけどいつのめばいいの？

空腹時とは空腹感のあるときではなく、胃の中に食物や胃液がない状態のときのことで、食事の後2時間以上経過したときと考えてください。

薬はいつのむと効率的に効果を発揮するかあるいは食事の影響を受けるかなど、発売前の臨床試験（治験）により確認されています。

図1 にその例を示します。健康な成人男性20例を対象に、空腹時または食後に同じ量の薬を服用したときの成分の血漿中の濃度です。この薬は、経口投与では食事の影響を受け、空腹時に服用したときよりも食後に服用したときのほうが血中濃度が低いことが確認されています。したがってこの薬の添付文書は、「空腹時に経口投与する」となっています。

しかし、空腹時に服用してくださいと言われても、毎日同じ時間に空腹感を感じるわけでもないですし、空腹を感じない日もあります。患者はいつ薬をのんだらよいのか悩んでしまうことがあります。空腹時に薬をのむ理由

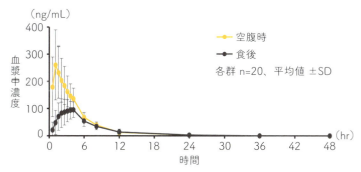

**図1　空腹時および食後投与における平均血漿中濃度推移**
健康成人男性20例を対象に空腹時又は食後に同じ量の薬を単回経口投与
大鵬薬品工業株式会社．ピラノア錠20mg インタビューフォーム第11版（2024年7月改訂）

131

は、胃の中の状態が関係しています。食物や食物によって分泌される胃液がない状態が空腹時であり、空腹時を時間で言うならば食事の後約2時間以上経過した時間となります。

添付文書の通りに患者に「空腹時」と指示をしてもいつ飲んでよいのかわからず、服用しなくなってしまうこともあります。「食後2時間」と説明したほうがわかりやすいですが、余計忘れやすいという患者もいます。

花粉症や湿疹などの皮膚疾患で使われる抗ヒスタミン薬で空腹時服用の薬がありますが、抗ヒスタミン薬をのむと眠くなるので困るという患者も多くいます。そんな時こそ「空腹時」や「食後2時間」でなくても、夕食の後寝るまでに2時間以上空いているようなら「寝る前」も空腹時になります。「寝る前」に服用すれば、眠くなる薬を飲んでも問題ありません。

「空腹時」に限らず患者の生活パターンを確認し、薬が効果を発揮する時間に無理なく服薬できるよう患者と一緒に検討することがアドヒアランスを向上させるためには大切になります。

## まとめ

- 患者の生活パターンを把握し、のみ忘れがないような服薬指導をする必要があります。

- 「空腹時」は食間でもよいですし、夕食後2時間経っていれば、「寝る前」でもよいと考えてください。

（倉田 なおみ）

# Question 38

**1部** 薬剤学

## 発作や症状を、即効で解決する頓服薬（とんぷく）ってどういう薬で、いつ服用するのですか？

**Answer**
頓服薬とは、発作時や症状のひどいときに用いる薬です。必要なタイミングだけに使用する薬を指しており、頓用（とんよう）と呼ばれることもあります。

頓服という言葉を聞いたことがあると思いますが、正確な意味を知っている割合は比較的低いのではないでしょうか。聞いたことはあるけれども意味のわからない人が多い言葉です[1]。

日本薬学会によれば、頓服とは患者の主訴を軽減・消失させる目的で、症状が出たときや激しいときなどに必要に応じて薬を服用（使用）する用法をいうとあります[2]。この解説からも、頓服薬は薬の種類ではなく、用法（のみ方）の一種だということがわかります。つまり、服薬のタイミングは特段決められておらず、薬効成分に即効性のある点が特徴です。飲み薬以外の坐剤や貼付剤などの投与方法も、同様に頓用と呼びます。

頓服薬には、痛みがあるときにだけ使用する痛み止め（鎮痛薬）や眠れない時にだけ使用する睡眠剤、発熱時のみ使用する熱冷まし（解熱剤）などが例として挙げられます。薬や症状によって1日に何回まで服用できるのか、次の服用までにどのくらい間隔を開ければいいのかが異なります。

## 主な頓服薬の種類と効果

頓服薬には様々な種類がありますが、代表的な頓服薬の種類と効果について解説していきます。

**表1**（p.134）のように、様々な種類の頓服薬があることがわかるでしょう。頓服薬は即効性があり、急な不調をすぐに解消してくれる便利な薬です

**表1　頓服薬の種類と効果**

| 種類 | 効果 |
|---|---|
| 解熱剤 | 高熱時に体温を平常に戻します。通常は 38.5℃以上のときに服用します。1日数回のむことは可能ですが、効かないからといって時間をおかずに続けて服用してはいけません。最低3～4時間の間隔が必要です。 |
| 鎮痛剤 | 体の各部位の痛みを軽減します。頭痛・腹痛・歯痛・その他の痛みのあるときに服用しますが、続けて服用する場合は3～4時間程度の間隔が必要です。 |
| 下剤 | 便通を促します。便秘のときに通常服用します。寝る前に服用すると翌朝便通があります。 |
| 睡眠剤 | 不安や緊張を和らげて寝つきを良くする効果が期待できます。眠れないときに服用し、医師の指示に従い、1回量を厳守して服用します。乱用は危険です。 |
| | 睡眠薬を飲んでテレビを見ていたりすると眠れません。寝る15～30分前に服用し、服用後はすぐに床につくようにして下さい。 |
| 血管拡張薬（硝酸薬など） | 狭心症の発作が起こったときに服用します。 |
| 発作止めの薬（舌下錠） | 舌下錠は舌の下に錠剤を入れて、口腔内の粘膜から直接吸収させる薬です。服用後1分以内に効果が現れます。噛み砕いたり、飲みこんだりしないように注意してください。 |

が、注意点を守らないと、副作用のリスクが高まる場合もあります。

　具体的な注意点は、以下のとおりです。

### ● 医師の指示に従って服用する

　頓服薬は、医師の診察を受けて処方される薬です。そのため、医師の指示に従って服用することが大切です。特に、服用量や服用間隔は、症状や患者の状態によって異なります。自己判断で服用すると、副作用のリスクが高まる可能性があります。

### ● 用法用量を守る

　頓服薬は、用法用量を守って服用することが大切です。用法用量を守らないと、効果が十分に発揮されなかったり、副作用のリスクが高まったりする場合もあります。

### ● 他の薬との併用に注意する

　頓服薬を他の薬と併用する場合には、注意が必要です。他の薬との相互作用によって、副作用のリスクが高まる可能性があります。事前に医師や薬剤師に確認しておきましょう。

**1部／薬剤学**

● **妊婦や授乳中の女性は、服用前に医師に相談する**

妊婦や授乳中の女性は、頓服薬を服用する前に、必ず医師に相談するようにしましょう。頓服薬の中には、妊婦や授乳中に服用すると、胎児や乳児に影響を与える可能性があるものがあります。

## まとめ

● 頓服薬とは、発作時や症状のひどいときに用いる薬です。

● 頓服薬は薬の種類ではなく、用法の一種です。

● 定期的に服用するタイミングは決められておらず、薬効成分に即効性のある点が特徴です。

（石田　誠）

**参考文献・資料**

1) 朝倉俊成ら. 服薬指導用語に対する患者および中学生の理解度. 病院薬学. 1996; 22: 497-502.
2) 日本薬学会. 薬学用語解説「頓服」https://www.pharm.or.jp/words/word00844.html（2024年5月16日閲覧）

**Q38** 発作や症状を、即効で解決する頓服薬ってどういう薬で、いつ服用するのですか？

# 2部
## 薬理学

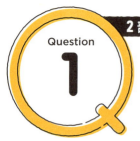

## 2部 薬理学

# Question 1 薬が受容体に作用するとあるけど、受容体ってなに？

**Answer** 受容体とは、リガンドと呼ばれる物質が結合するタンパク質です。リガンドには医薬品を含む化学物質の他、生体内情報伝達物質（神経伝達物質、ホルモン、サイトカインなど）や自然毒などが含まれます。

## 生体内情報伝達物質について

　神経伝達物質、ホルモン、サイトカインなどの生体内情報伝達物質は、それらの受容体に結合することで様々な情報を各組織に伝達します。

　例えば、中枢から各組織に伸びている副交感神経（コリン作動性神経）から、神経伝達物質の一つであるアセチルコリン（ACh）が分泌されます（ 図1 ）。この物質が各組織の細胞表面に存在するアセチルコリン受容体に結合すると、様々な生体反応が引き起こされます。唾液腺では唾液の分泌量が増え、消化管では運動が活発に、泌尿器では排尿が促進し、気管支は収縮します。

## 自然毒について

　自然界には毒成分（自然毒）を有する動植物が存在しています。自然毒にはヒトの体内に存在する受容体に結合し、生体機能に影響を与えるものがあります。

　例えば、フウセンタケ科のキノコの一種にはムスカリンと呼ばれる自然毒が含まれています。ムスカリンは、アセチルコリン受容体の一種であるムスカリン性アセチルコリン受容体に結合することで、アセチルコリンと同様の作用を示します。ムスカリンを過剰に摂取すると、数十分以内に唾液の分泌

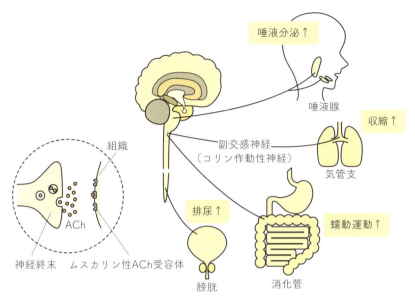

**図1** 唾液腺、気管支、消化管、膀胱における副交感神経（コリン作動性神経）の役割

が増加し、消化管機能亢進による下痢や、気管支収縮による呼吸困難が引き起こされることがあります。一方、ナス科の植物に含まれるアトロピンは、ムスカリン性アセチルコリン受容体に結合することでアセチルコリンの作用を抑制します。

## 医薬品について

　医薬品の中には受容体に結合するものがあり、生体内情報伝達物質と同様もしくは反対の作用を示すもの（アゴニストもしくはインバースアゴニスト）と、生体内情報伝達物質の働きを邪魔するもの（アンタゴニスト）に分類されます（ 図2 ／ p.140）。前述の自然毒であるムスカリンはムスカリン性アセチルコリン受容体のアゴニスト、アトロピンはアンタゴニストに分類されます。医薬品として開発されたムスカリン性アセチルコリン受容体アゴニストは、ドライマウスや消化管機能の低下、排尿困難時などに用いられます[1,2]。また、アンタゴニストは、胃・十二指腸潰瘍における分泌ならびに運動亢進や頻尿に用いられます[3,4]。

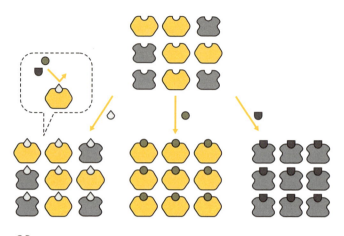

**図2** 受容体の種類

## まとめ

- 受容体は生体内情報伝達物質が結合することで、生体機能の調節を担うタンパク質です。自然毒の中には、受容体アゴニストやアンタゴニストとして機能し、生体機能に影響を与えるものがあります。同様に、受容体を介して生体機能を変化させるための医薬品も開発されています。

（古林 創史）

### 参考文献・資料

1) キッセイ株式会社. サラジェン®顆粒0.5% 添付文書第1版（2023年5月改訂）
2) エーザイ株式会社. ベサコリン®散5% 添付文書第2版（2023年4月改訂）
3) テルモ株式会社. アトロピン注0.05%シリンジ 添付文書第1版（2023年12月改訂）
4) 高田製薬株式会社. プロピベリン塩酸塩錠10 mg [タカタ] 添付文書第11版（2021年8改訂）

# 2部／薬理学

Question 2

2部 薬理学

## 薬が身体の中に入った後は、どうなるの？

Answer　投与された薬は、吸収、分布、代謝、排泄の4つの段階を経て身体の外に出ます。

## 吸収について

　身体に入った薬が血液中に移行することを吸収と言います[1]。薬を身体のどこから投与するかについては、効果や有害作用などを考慮して決定されます。

　例えば、経口投与された薬は、消化管で吸収された後、門脈を経由して体循環に入りますが、その過程で腸壁や肝臓で分解（代謝）されます。これを初回通過効果と呼びますが、代謝の影響を受けやすい薬は経口投与だと十分な効果を発揮できない恐れがあるため、その他の投与方法（静脈内投与や舌下投与、直腸投与など）が選択されます。

　また、局所的な薬の効果を得るために貼付薬が用いられることがあります。全身への作用が抑えられるため、それに伴う有害作用が軽減できるメリットもあります。薬の吸収速度は静脈内投与が最も速く、経口投与が最も遅くなります（ 図1 ／p.142）。

## 分布について

　体循環に入った薬が標的となる組織に移行することを分布と言います。血液中で薬は血漿タンパク質と結合している結合型薬物と、結合していない遊離型薬物の2種類として存在しています。この2つのうち遊離型薬物が組織に移行し効果を発揮します。

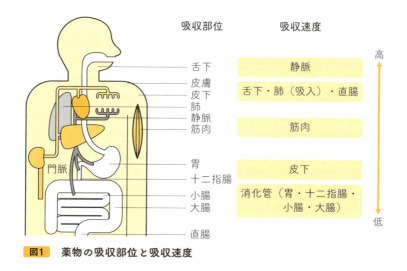

**図1** 薬物の吸収部位と吸収速度

## 代謝について

　体循環に入った薬物の水溶性を高め、体外へ出しやすくすることを代謝と呼びます。薬の多くは、代謝により効果が低下しますが、代謝により効果が現れるように設計されたプロドラッグと呼ばれる薬もあります。代謝は主に肝臓に存在するシトクロムP450（CYP）と呼ばれる酵素によって行われています。肝機能が健康な成人より低い小児や、肝機能が低下した状態では代謝速度が低下し、薬の排出が遅くなるため、投与量を調節する必要があります。

## 排泄について

　代謝された薬物が、肝臓や腎臓を通過し体外へ出ることを排泄と呼びます。肝臓から排泄される薬は、肝臓で胆汁中に入り、胆嚢に蓄えられたのち胆管を通り消化管へ移行します。腎臓から排泄される薬は、尿中に入り尿管から体外へ排出されます。

**2部／薬理学**

## まとめ

● 薬は投与方法により様々な経路を介して吸収されます。血液中に入った薬は、標的となる組織に分布することで効果を示します。血液中の薬はやがて代謝され、腎臓や肝臓から排泄されます。

（古林 創史）

**参考文献・資料**

1) 清水俊一（編著），野部浩司（著）．アルティメイト薬理学．京都廣川書店，2022, pp.2-7.

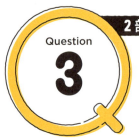

## 2部 薬理学

## 睡眠薬をのんだ後、どのくらいで寝ればいいのかな？

睡眠薬は普段就寝する時間の直前に飲んでください。

## 睡眠について

　睡眠は、浅い睡眠（レム睡眠）と深い睡眠（ノンレム睡眠）の2つに分けられます。健康な成人の場合、これらの睡眠は交互に約90分間隔で繰り返されます（ 図1 ）。高齢者の場合、入眠までの時間が長くなり、さらにノンレム睡眠の頻度が減少します。また、レム睡眠の頻度が高くなることで、途中で目が覚めることが多くなり、睡眠の質が低下すると考えられます。

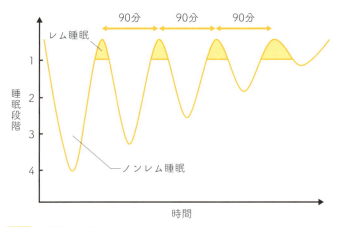

**図1**　睡眠のパターン

**2部／薬理学**

## 睡眠障害について

　睡眠障害は、寝付けないが一度寝てしまえば朝まで眠れる「入眠障害」、起床時にぐっすり眠ったという満足感がない「熟眠障害」、夜中に何度も起きてしまう「中途覚醒」、起床予定時刻より早く起きてしまう「早朝覚醒」の4つのタイプに分類されます。睡眠障害のタイプにより処方される薬が変わってきます[1]（ **表1** ）。

## 睡眠薬の種類

　睡眠薬には、作用機序の違いにより以下のような種類があります。

●**ベンゾジアゼピン系薬（エチゾラム、トリアゾラム）**

　ベンゾジアゼピン骨格を有し、γ-アミノ酪酸（GABA）と呼ばれる抑制性の神経伝達物質の働きを助け、脳の覚醒を抑えることで睡眠を誘導します。筋弛緩作用があるため、服用後転倒の危険性が現れることがあります。また、依存性があるため使用には十分注意する必要があります（ **図2** ／ p.146）。

●**非ベンゾジアゼピン系薬（ゾピクロン、エスゾピクロン）**

　ベンゾジアゼピン系薬と同様の効果をもたらしますが、「ベンゾジアゼピン骨格」を持たない薬物です。ベンゾジアゼピン系薬より依存性が低いことが特徴です。

●**メラトニン受容体アゴニスト（ラメルテオン）**

　睡眠や概日リズムを調節するホルモンであるメラトニンと同様の働きにより、夜眠くなる仕組みと同様の作用で睡眠を誘導します。食後すぐに服用すると、血中濃度が低下し効果が現れにくくなることがあります。依存性はほとんどありませんが、効果が比較的弱く、発現まで約2週間程度かかり

**表1**　**睡眠障害のタイプと睡眠薬**

|  | ベンゾジアゼピン系薬 | 非ベンゾジアゼピン系薬 | メラトニン受容体アゴニスト | オレキシン受容体アンタゴニスト |
|---|---|---|---|---|
| 入眠障害 | ○ | ○ | ○ | ○ |
| 熟眠障害 | ○ | ○ | ○ | ○ |
| 中途覚醒 | ○ | ○ | × | ○ |
| 早期覚醒 | ○ | × | × | ○ |

**Q3**
睡眠薬をのんだ後、どのくらいで寝ればいいのかな？

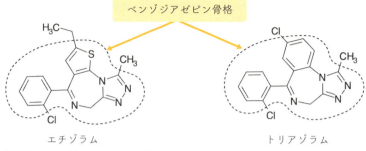

図2　エチゾラムとトリアゾラムの構造

ます。

● **オレキシン受容体アンタゴニスト（レンボレキサント、スボレキサント）**
覚醒を調節するホルモンであるオレキシンの働きを抑えることで睡眠を誘導します。食後すぐに服用すると、血中濃度が低下し効果が現れにくくなることがあります。依存性はほとんどありません。

## まとめ

- 睡眠障害には4つのタイプがあり、症状により処方される薬が異なります。
- 睡眠薬には作用機序が異なるいくつかの種類がありますが、いずれも服用後に活動すると転倒や怪我の原因になることがあります。
- メラトニン受容体アゴニストやオレキシン受容体アンタゴニストは、食後すぐに服用すると、入眠効果の発現が遅くなることがあるため、睡眠薬は必ず就寝の直前に飲んでください。

（古林 創史）

**参考文献・資料**
1)　武田泰生. 5 睡眠薬. In 柳田俊彦（監修）：くすりがわかる. 南山堂. 2023, pp. 174-179.

2部／薬理学

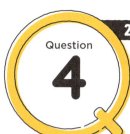

Question 4

2部 薬理学

# 薬ののみ合わせについて知りたい！

Answer

薬ののみ合わせには、様々な組み合わせがあります。薬剤師に確認してください。

## 薬ののみ合わせについて

　薬ののみ合わせとは、複数の薬を服用することにより効果が必要以上に強く出たり、反対に効果が弱くなったり、意図しない有害作用が現れたりすることを指します。薬の吸収過程、分布過程、代謝過程、排泄過程が、他の薬によって阻害されたり、亢進されたりすることで現れます。また、同じ作用同士の薬や、反対の作用を持つ薬を併用することによっても起こります[1]。

## 薬の吸収過程が原因ののみ合わせについて

　薬の吸収過程が原因ののみ合わせにはキレート形成よるものがあります。キレートとは、金属イオンを含む薬と反応してできる難容性の複合体のことです。例えば、抗菌薬であるテトラサイクリンと制酸薬である水酸化アルミニウムを同じタイミングで服用すると、キレートが形成され消化管からの吸収が阻害されます。

　また、胃内pHの変化により吸収効率が変化する薬物があります。例えば、抗がん薬であるゲフィチニブはpHが低いほど水溶性が上がり吸収されやすくなります。ゲフィチニブと制酸薬であるランソプラゾールを同じタイミングで服用すると、ゲフィチニブの吸収が抑制されます。

147

## 薬の分布過程が原因ののみ合わせについて

　薬の分布過程が原因ののみ合わせには、血漿タンパク質への結合が関わるものがあります。例えば、抗凝固薬であるワルファリンと非ステロイド性抗炎症薬（NSAIDs）であるアスピリンはどちらも血漿タンパク質へ結合するため、両者が血漿タンパク質を取り合うことで、遊離型のワルファリンの血中濃度が上昇します。両者とも血液を固まりにくくする薬物なので、出血が助長される恐れがあります。

## 薬の代謝過程が原因ののみ合わせについて

　体内に吸収された薬の多くは、肝臓の代謝酵素シトクロム P450（CYP）と呼ばれる酵素群により排泄しやすい形に変換（代謝）されます。

　高血圧治療薬であるニフェジピンはシトクロム P450 の一つである CYP3A4により代謝されます。抗結核薬であるリファンピシンは CYP3A4 の活性を高めるため、ニフェジピンと併用するとニフェジピンの血中濃度が下がり、効果が減弱します。一方、抗真菌薬であるイトラコナゾールは CYP3A4 を阻害するため、ニフェジピンと併用するとニフェジピンの血中濃度が上がり、作用が増強します。

## 薬の排泄過程が原因ののみ合わせについて

　薬の排泄過程が原因ののみ合わせには、腎臓に存在する薬物トランスポーターの働きが関わるものがあります。例えば、強心薬であるジゴキシンは薬物トランスポーターである P 糖タンパク質を介して排泄されます。抗不整脈薬であるベラパミルは、P 糖タンパク質を阻害する働きがあるため、ジゴキシンと併用するとジゴキシンの血中濃度が上がり、作用が増強します。

## 同じ作用同士の薬が原因ののみ合わせについて

　同じ作用同士の薬が原因ののみ合わせの例として、制酸薬であるランソプラゾールとファモチジンとの併用が挙げられます。ランソプラゾールはプロ

トンポンプ阻害薬で、プロトンポンプを介した胃内への胃酸分泌を抑制します。一方、ファモチジンはヒスタミン $H_2$ 受容体遮断薬で、ヒスタミン刺激によるプロトンポンプからの胃酸分泌を抑制します。両者を併用することで、胃酸の分泌の抑制が増強されます。

## 反対の作用を持つ薬が原因の飲み合わせについて

反対の作用を持つ薬が原因ののみ合わせの例として、抗凝固薬であるワルファリンとビタミン K 製剤であるフィトナジオンとの併用が挙げられます。血液の凝固に関わる凝固因子の中にはビタミン K を依存的に産生するものがあります。ワルファリンは、ビタミン K の働きを阻害することで、血液凝固を抑制し、フィトナジオンはビタミン K 欠乏症の予防に用いられます。両者を併用することで、ワルファリンによる抗凝固作用が抑制されます。

### まとめ

- 薬ののみ合わせは、薬の吸収過程、分布過程、代謝過程、排泄過程を介して現れるものと、同じ作用同士の薬や反対の作用を持つ薬との併用で起こるものがあります。非常に多くののみ合わせがありますので、自らで判断せず必ず薬剤師に確認してください。

（古林 創史）

**参考文献・資料**

1)武田泰生. 5 薬物相互作用. In 柳田俊彦（監修）: くすりがわかる. 南山堂. 2023, pp. 39-45.

## 2部 薬理学

# Question 5
## パーキンソン病の患者さんの口の中が真っ黒なんだけど大丈夫？

**Answer** パーキンソン病治療薬であるレボドパ・カルビドパ水和物と便秘薬である酸化マグネシウムを同時に服用すると口の中が黒くなることがあります。

## レボドパ・カルビドパ水和物の特性について

　パーキンソン病の患者には、治療薬としてレボドパ・カルビドパ水和物が処方されることがあります。この薬の副作用として比較的多いのが、吐き気や嘔吐、食欲不振、便秘などの消化器症状です。便秘症を改善するために便秘薬である酸化マグネシウムが処方されることがあります。酸化マグネシウムは、レボドパ・カルビドパ水和物を酸化することでメラニンに変換することが知られており（ 図1 ）、これが黒く変色する原因となります[1]。

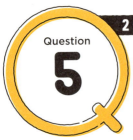

レボドパ・カルビドパ水和物　　　メラニン

**図1** レボドパ・カルビドパ水和物と酸化マグネシウムの反応

**2部／薬理学**

## 対処法について

　レボドパ・カルビドパ水和物と酸化マグネシウムが口の中で接する時間が長くなるほど、口の中が黒く着色しやすくなります。したがって、両者の服用タイミングをずらすことで、この現象を解消することができると考えられます。タイミングの変更は医師に相談してください。また、高齢者は、嚥下機能が低下していることが多く、のんだはずの薬が口の中に残っている場合があります。患者が内服した後に口腔内を観察することでもこの現象を防止できると考えられます。

### まとめ

● レボドパ・カルビドパ水和物と酸化マグネシウムを同時に服用すると口の中が黒くなることがあります。服用時間をずらしたり、服用後の口腔内に薬が残っていないか確認したりすることで改善されるでしょう。

（古林 創史）

**参考文献・資料**

1) 　岩室雅也ら. レボドパと酸化マグネシウムの同時内服で黒色痰・黒色尿を呈した1例. 臨床雑誌内科. 2016; 117: 305.

Q5
パーキンソン病の患者さんの口の中が真っ黒なんだけど大丈夫？

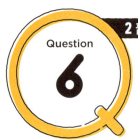

## 2部 薬理学

## Question 6 食直前にのむ糖尿病の薬、投与忘れがあるけど、食後じゃダメなの？

食直前にのむ糖尿病の薬は、食後の高血糖を和らげるために服用します。のみ忘れたからといって食後の服用では、薬の効果が十分現れません。

糖尿病は血糖値が異常に上昇する病気ですが、その上昇パターンはいくつか存在します。食事に関係なく空腹時でも血糖値が高いまま維持されるパターンや、食事後30〜90分にかけて血糖値が急激に上昇するパターン（図1 a）などがあります。そのため、患者の血糖上昇のパターンに応じた治療が必要になります。

持続的な高血糖の患者には、膵臓からのインスリン分泌を少しずつ引き起こして血糖値を全体的に下げる薬（スルホニル尿素系薬物のグリメピリドなど）や、インスリンの効果が出やすくするためのインスリン抵抗性改善薬（メトホルミンなど）が用いられます。

一方、食後に急激な血糖上昇を引き起こす糖尿病患者では、上記の薬では十分に対応できないことが多くあり、専用の薬が必要となります。このように食後高血糖への対応が重視されるのは、食事後に毎回起こる160mg/dL以上の高血糖の繰り返しが様々な臓器に不具合を生じさせる可能性が高いためです（図1 b）。

食後の高血糖に対応した治療薬としては、主に食事による血糖上昇に合わせてインスリン分泌を増加させる薬と、腸からの糖の吸収を遅らせる薬の2系統があります。

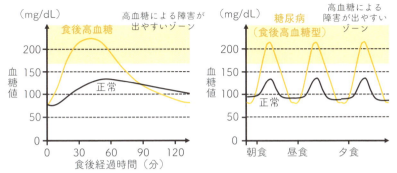

**図1** 糖尿病患者における血糖値変化のイメージ

● グリニド薬

服用後に速やかに膵臓に作用して、インスリン分泌を促進する薬としては、速効型インスリン分泌促進薬（ナテグリニド、ミチグリニドなど）が用いられます。食直前に服用すると、食事による血糖上昇が始まるタイミングでインスリン分泌も増加するので、高血糖を回避することができます。のみ忘れをして食後に服用しても、すでに高血糖状態になっていますので、食後高血糖の回避には役立ちません。

これらの薬は、血糖値が高くても低くてもインスリン分泌を増加させて血糖値を下げる特徴があります。服用後に食事を取らないと、反対に低血糖を引き起こす危険性がありますので注意が必要です。

● 糖吸収抑制薬（α-GI）

腸からの糖の吸収を遅らせることにより食後高血糖を回避する薬として、α-グルコシダーゼ阻害薬（α-GI；ボグリボース、アカルボースなど）が用いられます（ 図2 ／p.154）。食事により摂取した糖質は、α-グルコシダーゼなどの酵素により多糖類、二糖類、単糖類（グルコース）の順に切断され、最終的にこのグルコースが腸から血液中に吸収されます。これらの薬は、食物が胃や腸に到達する前にこのα-グルコシダーゼを阻害してくれます。これにより糖質からのグルコースへの変換が遅れ、食物が腸の中を移動するに従い緩やかにグルコースがつくられるようにします。

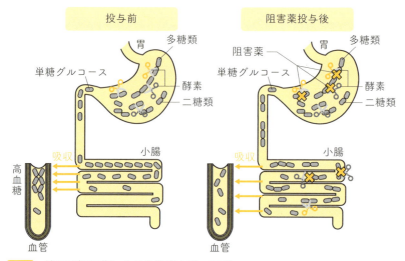

**図2** 糖吸収抑制薬による食後高血糖の回避

　腸の上部でグルコースがいっぺんに血液中に吸収されないので、食後の高血糖を回避することができます。したがって、食物を摂取した後にこれらの薬を服用しても、すでに酵素によるグルコース産生が始まっているので、食後の高血糖への十分な効果が期待できない場合があります。あらかじめ酵素の活性を抑えておくことが肝心な薬ですので、服用のタイミングが重要です。

### まとめ

- 糖尿病による臓器障害（合併症など）の発生には、食後高血糖が影響しています。

- 食後高血糖を回避するために使用する薬は、その服用タイミングが大切です。

- 「食直前」に服用しなければいけない薬には、特別にタイミングを大切にする理由があるのです。

（野部 浩司）

2部／薬理学

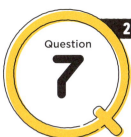

## Question 7 2部 薬理学
## 食直前にのむ糖尿病の薬でおならが増えるのは、なぜ？

食後高血糖を避けるために、小腸からの糖の吸収を緩やかにするための薬の特徴です。胃や腸の上部で行う糖の産生・吸収が下部にまで及ぶので、腸内細菌の活動に変化が生じた結果となります。おならやお腹の張りが起こりやすいので、薬の量を徐々に増やして腸内環境を慣れさせながら服用すると効果的です。

　食後高血糖を避けるために、腸からの糖の吸収を穏やかにする薬が用いられます（Q6 糖吸収抑制薬〈α-GI〉を参照／p.153）。
　通常、胃や腸の上部で行われる酵素による単糖（グルコース）の産生が、糖吸収抑制薬により抑制されると、多糖類や二糖類が小腸の下部までそのまま移動してきます。そして腸の下部で酵素によりグルコースに変わって血液中に吸収されます。この吸収時間の「ズレ」が食後の高血糖を起こさない仕組みとなります。
　しかしながら、これまで行われていなかったグルコースの産生が腸の下部でも起こることにより、周辺の腸内細菌が刺激され、吸収されなかったグルコースの分解によるガスの発生などが起こります（ 図1 ／p.156）。これが「おならが増える」あるいは「お腹が張った感じがする」という症状の原因です。
　腸内細菌は、腸の部位ごとに常に構成を変えながら腸内環境を適正化しようと働きますので、薬の開始時にはその量を減らし、お腹の症状を確認しながら（腸内細菌が慣れるのを待ちながら）次第に増量していくとよいでしょう。

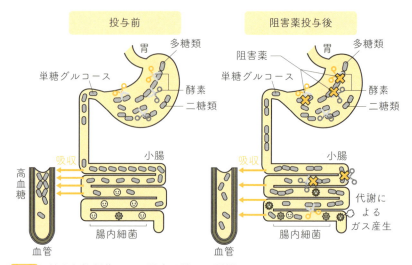

**図1** 糖吸収抑制薬による腸内環境への影響

### まとめ

- 糖吸収抑制薬は、消化管におけるグルコースの産生と吸収を遅らせることで、食後高血糖を回避する薬です。

- グルコースの産生と吸収が食物の移動に伴い、腸の下部でも起こるので、それにより腸内細菌が刺激されて、おならが増えたり、お腹が張った感じがします。

- 薬を始めるときには少量から開始して、徐々に増加することが効果的です。

(野部 浩司)

# 2部／薬理学

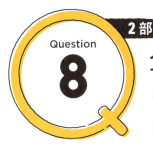

## Question 8
## 食事とのむタイミングが関係ない糖尿病の薬があるのは、なぜ？

糖尿病患者の血糖値については、空腹時でも常に高血糖の場合と、食後に高血糖を示す場合があります。1日を通して高血糖を示す患者には、長時間にわたって血糖を下げる薬が有効になるので、食事のタイミングに合わせることなく服用する薬が用いられます。

　糖尿病患者の血糖値の変動パターンはいくつかのタイプに分けられます。空腹時の血糖値は正常、もしくはそれほど高値を示しませんが、食後に急激な高血糖を示すタイプと、反対に空腹や食事にかかわらず、血糖値が持続して高値を示すタイプです。

　血糖値は、身体の中で唯一血糖値を下げることができるインスリンによってコントロールされます。食後に高血糖を示す患者の多くが、食事による血糖上昇に合わせたタイミングでインスリン分泌が遅れたり量が不十分になっています。このような糖尿病患者には、食直前に服用する糖尿病の薬が有効です（Q6、Q7 参照 / p.152 〜 156）。

　これに対して慢性的に高血糖を示す患者は、インスリン分泌量が絶対的に不足してしまう場合と、インスリン分泌がある程度確保されていても、その効果が出にくくなっている場合があります。特に、インスリンの効果が出にくい場合を「インスリン抵抗性が亢進している」と表現します。

　インスリン分泌不足を改善するため、薬を用いて常に一定量のインスリン分泌を確保する薬が用いられます。これは、インスリン分泌促進薬（スルホニルウレア薬、インクレチン関連薬など）と呼ばれ、服用後長時間にわたって持続的なインスリン分泌を促します。作用が長時間にわたるので、食事のタイ

ミングに合わせて服用する必要はありません。

　また、インスリンは分泌できるがその作用が出にくいインスリン抵抗性が亢進した患者については、インスリンの働きを助ける薬（インスリン抵抗性改善薬）が用いられ、肝臓や筋肉が積極的に糖を消費するようになります。さらに、血液中に蓄積した血糖を腎臓を介して尿中に排泄する薬物も用いられています。これらの薬はいずれも食事による影響を受けにくく、作用が長時間持続するので、食事のタイミングに関係なく服用が可能です。

## まとめ

● 食事のタイミングに合わせて服用する薬と、関係なく服用する薬の違いは、その患者の血糖がどのようなパターンで変動するか、血糖上昇の原因が何に由来するかによって変わります。

● 慢性的な高血糖状態を改善する薬は、長時間作用が持続するので食事に関係なく服用できます。

（野部 浩司）

## 2部／薬理学

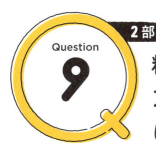

**Question 9**　糖尿病治療薬の副作用の乳酸アシドーシスって、患者さんにどう説明するの？

患者への乳酸アシドーシスについての説明は、例えば次のようになります。「メトホルミンという薬は、インスリンの作用を高める糖尿病の薬です。身体の中で糖の合成を抑えて、インスリンが働きやすくします。（インスリン抵抗性の亢進した患者には）とても有効な薬ですが、身体の中での糖の合成を抑えてしまうと、糖になるはずの材料である乳酸が使われずにたくさん蓄積してしまいます。乳酸は酸性なので、これにより血液が酸性に傾いてしまいます（アシドーシス）。これを乳酸アシドーシスと呼んでいます。胃腸の調子が悪くなったり、疲れやすくなったり、筋肉痛が現れたりするかもしれません。特にメトホルミンをのみ始めたときに起こりやすいので注意していきましょう」

　2型糖尿病患者の一部には、インスリン分泌が認められるにもかかわらず、インスリンの効果（血糖降下作用）が発揮できない、「インスリン抵抗性」を示す場合があります。

　乳酸アシドーシスは、インスリン抵抗性改善薬であるメトホルミンなどのビグアナイド系糖尿病治療薬を服用する患者に認められる副作用です。メトホルミンの抗糖尿病作用の中に、肝臓での糖新生を抑制する作用があり、肝臓からの糖遊離が低下するため、インスリンの作用が出やすくなり、血糖値も下

159

がります。このとき、肝臓では、糖を合成するための材料である乳酸が蓄積し、血中の乳酸が増加して血液が酸性（アシドーシス）に傾きます。これを乳酸アシドーシスと呼んでいます。

メトホルミンの服用開始時に乳酸アシドーシスとなると、悪心・嘔吐、腹痛などの胃腸障害、倦怠感、筋肉痛などが初期症状として起こります。これを放置すると過呼吸、脱水、低血糖などに移行し、さらに重症化により昏睡から死に至ることもあります。致死率も高いので、初期症状が現れたら速やかに医師や薬剤師に相談するように伝えます。

腎機能が低下している患者や、利尿薬、糖排泄促進薬（SGLT2阻害薬）と併用している患者には、特に注意が必要です。脱水を起こすことが多いので、その場合は輸液の補充が必須です。

## まとめ

● 乳酸アシドーシスは、メトホルミン服用患者の初期に認められる副作用です。糖新生を抑制することにより血糖値を効果的に低下させますが、乳酸の蓄積が起こるため、血液の酸性化を起こします。

● 乳酸アシドーシスについては、患者自身が体調の変化と乳酸アシドーシスを関連付けやすいように指導することが大切です。

（野部 浩司）

## 2部／薬理学

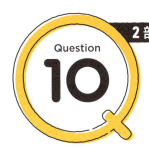

**Question 10**

## 糖尿病治療薬で尿路感染症が起こりやすくなるのは、なぜ？

**Answer**

糖尿病患者では、高血糖により免疫細胞の活性低下や血流低下、インスリン作用低下などが起こり免疫力が低下するため、病原菌に感染しやすい状態となります。尿路、呼吸器、皮膚における感染症が糖尿病で高まるとされています。

特に尿路感染症は最も頻度が高く、膀胱炎、急性腎盂炎などが起こります。頻尿や残尿感、発熱が生じた場合は早めの受診が必要です。

糖尿病における高血糖は、様々な臓器に影響を与えます。感染症についても糖尿病患者は感染しやすく、重症化しやすいとされています。その理由としては、高血糖が白血球や免疫細胞の活性を抑制するだけでなく、血流量の低下、インスリンの作用不足、さらに神経機能の低下などを伴い、細菌や真菌に抵抗する力が下がってしまうからです。そのため、一度感染してしまうと、重症化する可能性が高くなります。

一般に、尿路や呼吸器、皮膚における感染リスクが高いとされ、特に膀胱炎、急性腎盂炎などの尿路感染症は、高い頻度で起こります。頻尿や残尿感、発熱の症状が生じたら、早めに受診が必要です。治療としては、抗菌薬、抗真菌薬が用いられています。

さらに、神経障害を伴う糖尿病患者は、手足の怪我や打撲による痛みが感じにくくなりますので、傷からの感染に気がつくのが遅れることがあります。放置すると壊疽となり、手足の切断にもつながりますので、フットケアと合わせて感染にも注意が必要です。

感染予防としては、血糖値のコントロールを適切に行い、必要であれば各種予防接種（インフルエンザなど）を行うことも有効です。

糖尿病治療薬の服用により、尿路感染症のリスクが高まる可能性も指摘されています[1]。これは、糖排泄促進薬（ナトリウム / グルコース共輸送体 2 阻害薬：SGLT2 阻害薬）を服用する患者で起こるのではないかとされています。

SGLT2 阻害薬は、本来腎臓で血液を濾過する際に尿中に移行しないはずの糖（グルコース）を薬によって強制的に尿中に移行させます。血中の糖が排泄されるので、効果的に血糖値が下がりますが、同時に尿路に多量の糖が存在することになります。糖と多様な排泄物質が存在し、37℃前後の温度が保たれる下部尿路組織の環境では、細菌が存在すると尿路感染症を引き起こす可能性が高まるのではないかと考えられています。しかしながら、近年の研究においても糖排泄促進薬が尿路感染症のリスクを上昇させるのかについては明確な根拠が示されていません。これは、糖尿病患者が元々尿路感染症のリスクが高いため、薬によるリスクの差が現れにくい可能性も指摘されています。

いずれの場合においても、糖尿病患者では、尿路感染症を防ぐための対策を十分に行う必要があります。

## まとめ

- 糖尿病患者は、免疫系など様々な機能不全を生じます。細菌による感染に抵抗する力が低下しているので、様々な感染リスクが高まります。

- 感染リスクの中でも特に尿路感染症の頻度が高く、早期の対応が必要になります。

（野部 浩司）

**参考文献・資料**

1） 堀野哲也. SGLT2 阻害薬における尿路感染症. 日化療会誌. 2016; 64: 719-725.
2） アステラス. スーグラ®錠添付文書第 3 版（2022 年 8 月改訂）

2部／薬理学

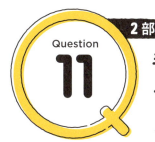

Question 11

2部 薬理学

手術の数日前に中止しなくてはいけない薬があるけど、なぜ？

Answer

抗凝固薬または抗血小板薬は、手術中の出血量が増え、術後の経過に悪影響を及ぼす可能性があるため、手術前に休薬を考える必要があります。

　抗凝固薬または抗血小板薬を服用している患者が、出血の恐れがある手術などの侵襲的処置を行う際には、投与後一定時間以上経過した後に侵襲的処置を行うことが望ましいとされています。また、侵襲的処置後は、患者の臨床状態に問題がなく、出血がないことを確認してから、なるべく早期に抗凝固薬または抗血小板薬の投与を再開することも必要となります。

　抗凝固薬のうち、第Ⅹa因子を阻害するエドキサバン、アピキサバン、リバーロキサバン、およびトロンビンの働きを阻害するダビガトランの術前休薬期間は24時間ですが、ビタミンKの働きを拮抗阻害することにより血液凝固因子の生成を抑制するワルファリンは、5日程度とされています。

　抗血小板薬であるアスピリンは、血小板のシクロオキシゲナーゼ（COX）を不可逆的にアセチル化することでトロンボキサン$A_2$（$TXA_2$）の合成を抑制することによって抗血小板作用を示すため、術前休薬期間は7日です。同様に抗血小板薬であるチクロピジンは10〜14日程度であり、クロピドグレルは14日程度です（ 表1 ／ p.164）。

　このように術前休薬期間が異なるのは、作用持続時間によって設定されているからであり、作用持続時間の長い薬剤は、緊急的に手術などの侵襲的処置が必要になったときに出血リスクが高まり、慎重な対応が必要とされます。

**表1** 主な抗凝固薬または抗血小板薬の術前休薬期間、作用持続時間および半減期

| 一般名<br>（主な商品名） | 術前休薬期間 | 作用持続時間 | 半減期 |
|---|---|---|---|
| エドキサバン<br>（リクシアナ®） | 24 時間（以上） | 24 時間 | 6 〜 9 時間 |
| アピキサバン<br>（エリキュース®） | 24 時間（以上） | 不明 | 12 時間 |
| リバーロキサバン<br>（イグザレルト®） | 24 時間（以上） | 24 時間 | 5 〜 13 時間 |
| ダビガトラン<br>（プラザキサ®） | 24 時間（以上） | 不明 | 13 時間 |
| ワルファリン<br>（ワーファリン） | 5 日程度 | 48 〜 72 時間 | 36 時間 |
| アスピリン<br>（バイアスピリン®） | 7 日程度 | 7 〜 10 日 | 0.4 時間 |
| チクロピジン<br>（パナルジン®） | 10 〜 14 日程度 | 8 〜 10 日 | 2 時間 |
| クロピドグレル<br>（プラビックス®） | 14 日程度 | 10 〜 14 日 | 7 時間 |

　また、術前休薬期間が長ければ、その期間の治療が中断されてしまい、休薬による不利益を被る可能性も高まります。そのため、必要に応じてヘパリンブリッジなど他の対策も考える必要があります。

　抗凝固薬または抗血小板薬の中でも術前休薬期間が異なるため、過去に異なる薬剤を使用したことがある患者には、過去の経験をもとに休薬期間を判断してしまう恐れもあるので、現在使用中の薬剤を確認した後、休薬期間について適切に指導を行う必要があります。

　抗凝固薬または抗血小板薬以外にも、術前に休薬する必要がある薬剤があるため、併せて注意が必要となります（ **表2** ）。

## 2部／薬理学

**表2** 他の術前に休薬する必要がある薬剤の術前休薬期間

| 分類 | 一般名（主な商品名） | 術前休薬期間 |
|---|---|---|
| 冠血管拡張薬 | ジピリダモール（ペルサンチン®） | 1～2日 |
| | ジラゼプ（コメリアン®コーワ） | 2～3日 |
| | トラピジル（ロコルナール） | 2～3日 |
| 脳循環・代謝改善薬 | イブジラスト（ケタス®） | 3日 |
| | セロクラール（イフェンプロジル） | 1～2日 |
| | ニセルゴリン（サアミオン®） | 2～3日 |
| 脂質異常症治療薬 | オメガ-3脂肪酸エチル（ロトリガ®） | 7日 |

Q11 手術の数日前に中止しなくてはいけない薬があるけど、なぜ？

### まとめ

- 抗凝固薬または抗血小板薬を服用している患者が、侵襲的処置を行う際には、術前休薬期間を設けた後に行うことが望ましいとされています。

- 術前休薬期間は、薬剤によって異なります。

- 現在使用中の薬剤を確認した後、休薬期間について適切に指導を行う必要があります。

（柴田 佳太）

**参考文献・資料**
1) 各薬剤添付文書

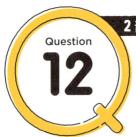

## 2部 薬理学

# Question 12 血中濃度ってよく聞くけど、どういうこと？

循環血液中に薬の有効成分がどの程度含まれているかを表す指標です。

## 血中薬物濃度（Cp）について

　身体に入った薬は、吸収され体循環に移行したのち、標的となる組織へ分布されます。薬が効果を発揮するには、この分布過程が重要になります。

　分布の程度は薬ごとに異なっており、その指標として分布容積（Vd）が用いられます。分布容積とは、薬が血中濃度などと等しい濃度で各組織に分布すると仮定した際の見かけの容積と表現されます。

　投与した直後の薬物量（Div）を用いると、Cpは、Div/Vdで表されます。このようにCpは投薬量が同じでもVdによって変わってきます。一般的にはVdが大きい薬ほど血中濃度は上がりにくくなり、また、身体から排出されにくくなります。

　血中において薬は、血漿タンパク質との結合型薬物と、結合していない遊離型薬物のどちらかで存在しており、血中には両者が分布し、組織には後者が分布しています。遊離型薬物は血液と組織間で平衡状態にあります。薬の効果を十分に発揮させるには、血中薬物濃度を定常状態にキープする必要があります。

## 消失半減期について

　薬の血中濃度が2分の1に減少するのに必要な時間を消失半減期と呼びます[1]。消失半減期は、薬物投与を中止したのち体内から消失するまでの時間や投与開始から血中濃度が定常状態になるまでの時間を予測する際に利用されます。投与された薬が体内から消失するまでをシミュレーションすると、消

2部／薬理学

Q12 血中濃度ってよく聞くけど、どういうこと？

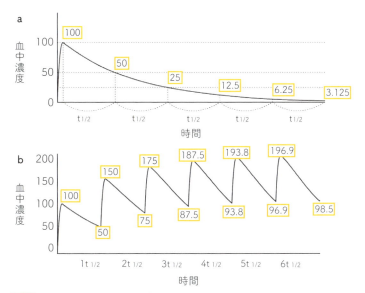

図1 消失半減期と定常状態までの時間

失半減期の1倍、2倍、3倍、4倍、5倍の時間が経過したとき、体内に残存している薬の量はそれぞれ50%、25%、12.5%、6.25%、3.125%となります。これより消失半減期の約4〜5倍の時間で薬は体内から消失すると考えられます（図1）。また、血中薬物濃度が定常状態になるまでの時間も、体内から消失するまでの時間と同程度必要であることが算出結果からわかります。

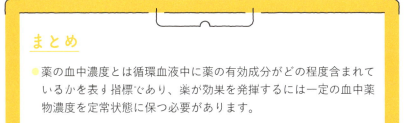

**まとめ**

- 薬の血中濃度とは循環血液中に薬の有効成分がどの程度含まれているかを表す指標であり、薬が効果を発揮するには一定の血中薬物濃度を定常状態に保つ必要があります。

（古林 創史）

**参考文献・資料**
1）安原ーら（著）．わかりやすい薬理学 第4版．ヌーヴェルヒロカワ，2020, pp.9-10.

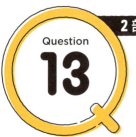

## 2部 薬理学

### Question 13 痛みがとれないとき、1回に2倍のめば痛くなくなるのかな？

のむ量を自己判断で増やすと、薬が毒に変わり身体に異常が現れることがあります。薬の副作用が増強されたり、新たな有害作用が生じる可能性もあります。決められた用量を守るように指導しましょう。

## 副作用のリスクについて

　医薬品の安全性や有効性は臨床試験で確立され、薬の用量が決定されます。治療効果が得られ有害作用がほとんど見られない血中濃度は治療域と呼ばれ、薬はこの範囲に収まるように処方されます。決められた用量を超えてのんでしまうと、治療域を超えて有害作用が現れる危険性が高い中毒域まで血中濃度が上昇する恐れがあります（ 図1 ）。のむ量を自己判断で増やしたりせず、用量を守るようにしましょう。決められた用量で症状が改善されない場合は、すぐに医療機関を受診するように伝えましょう。

## 消化器症状について

　市販の痛み止めの多くには、非ステロイド性抗炎症薬（NSAIDs）が含まれています。NSAIDs はシクロオキシゲナーゼ（COX）と呼ばれる酵素を阻害します。COX には COX1 および COX2 が存在しており、COX1 は消化器官を保護し、COX2 は炎症を引き起こす働きがあります。NSAIDs を服用する目的は、COX2 を阻害することで炎症を抑え、痛みを改善することですが、多くの NSAIDs は COX1 も阻害してしまいます。したがって、副作用として、食欲不振、胃の不快感や胃痛、悪心・嘔吐などの消化器症状が現れる

# 2部／薬理学

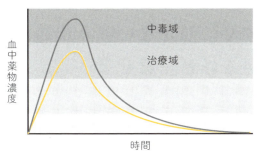

**図1** 治療域、中毒域について

ことがあります。痛みの改善目的で、薬の量を増やすと副作用も増悪化し、結果として消化性潰瘍の発症原因となる可能性があります。

## 薬剤起因性頭痛について

薬をのんでいるのに、いつまでたっても頭痛が治らないことがあります。この場合、薬が効いていないのではなく、薬の飲み過ぎによる頭痛（薬剤起因性頭痛）が起こっている可能性があります。頭痛が治らないからと言って通常より多く服用すると、それが原因で新たな有害作用が現れ、また薬を多くのむという悪循環が生まれる可能性があります[1]。

### まとめ

- 飲む量を自己判断で増やすと、薬が毒となることがあります。また、薬の副作用が増悪化したり意図しない有害作用が起こる可能性があります。決められた用量を守り、症状が改善しない場合はすぐに医療機関を受診するよう指導してください。

（古林 創史）

### 参考文献

1) 柴田護ら．Ⅲ 薬物副作用による神経・筋障害 5．薬物乱用頭痛．日内会誌．2007; 8: 68-74.

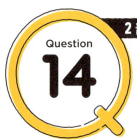

## 2部 薬理学

## Question 14

すぐに効かない痛み止めがあるけど、なぜ？

神経障害性疼痛に使用されるプレガバリンは、少量からのみ始め、1週間以上かけて徐々に服薬量を増やしていくため、効果発現には、通常数日から約1週間を要します。

痛みは、そのメカニズムや性質により侵害受容性疼痛、神経障害性疼痛および心因性疼痛に分類されます。

侵害受容性疼痛は、組織の損傷や炎症により放出された発痛物質が侵害受容器を刺激します。その刺激が末梢および中枢の神経細胞によって大脳皮質に伝えられ、痛みとして感じます。

神経障害性疼痛は、痛みの伝導路である末梢あるいは中枢の神経に損傷（切断、圧迫、炎症、変性）が加わり、神経の働きが異常（過剰興奮）をきたすことで生じます。このとき、シナプス前の神経細胞終末では、電位依存性$Ca^{2+}$チャネルを介して$Ca^{2+}$が流入し、興奮性神経伝達物質（グルタミン酸など）が過剰に放出されています。放出された神経伝達物質が、シナプス後の神経細胞の受容体を刺激することにより、痛みとして感じます。

プレガバリンは、神経終末にある電位依存性$Ca^{2+}$チャネルの$\alpha_2\delta$サブユニットに結合して$Ca^{2+}$流入を抑制し、神経伝達物質の遊離を減らして神経の過剰興奮を鎮めることにより鎮痛作用を示します[1]（ 図1 ）。

プレガバリンは、少しずつ用量を増やし、一定期間服用を続けることで効果を発揮します。少ない用量からのみ始め、1週間以上かけて徐々に服薬量を増やしていきます。そのためプレガバリンによる鎮痛作用は、服用後すぐに発現するのではなく、効果が現れるまでに数日から約1週間程度を要します（ 図2 ）。

2部／薬理学

Q14 すぐに効かない痛み止めがあるけど、なぜ？

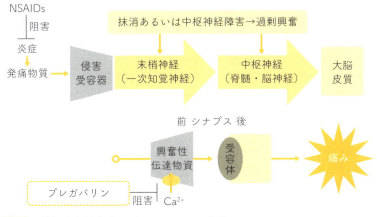

**図1** 神経障害性疼痛とプレガバリンの作用メカニズム

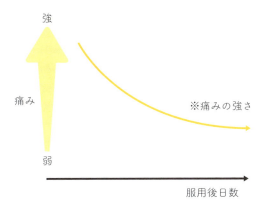

**図2** プレガバリン効果の現れ方のイメージ

　プレガバリンは痛いときにだけ服用するのではなく、一定期間服用を続けることで効果を発現するため、効果が現れるまで医師の指示通りに服用をすることが大切です。鎮痛効果をすぐに感じられないからといって、自己判断で服用を中止したり、用量用法を変更したりしないように患者に伝えることも重要となります。

　帯状疱疹の皮疹消褪後に3ヶ月以上の痛みが持続している帯状疱疹後神経痛患者を対象にした国内第Ⅲ相試験において、週別の疼痛スコアおよび疼痛による睡眠障害スコアは、いずれの用量で投与されたプレガバリン群（150〜600 mg/日）においても、服用後第1週からプラセボ（偽薬）群に比べて有意に改善していました（ 図3 / p.172）。この結果より、プレガバ

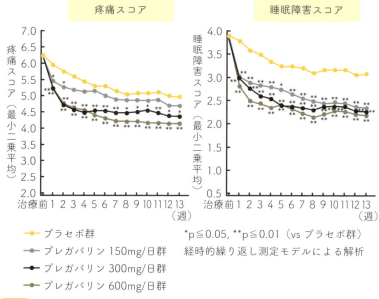

**図3** 国内第Ⅲ相試験における週別疼痛・睡眠障害スコア

越智靖夫ら. プレガバリン（リリカ®カプセル 25 mg・75 mg・150 mg）の薬理学的特徴および臨床試験成績. 日薬理誌. 2010; 136: 165-174. より引用

リンを服用して1週間以上経過すれば、鎮痛効果が認められることが明らかとなっています。

### まとめ

- プレガバリンは少ない用量からのみ始め、1週間以上かけて徐々に服薬量を増やしていきます。

- プレガバリンによる鎮痛作用は、服用後すぐに発現するのではなく、効果が現れるまでに数日から約1週間程度を要します。

- 鎮痛効果をすぐに感じられないからといって、自己判断で服用を中止したり、用量や用法を変更したりしないように患者に伝えることが重要となります。

（柴田 佳太）

**2部／薬理学**

**参考文献・資料**

1) ヴィアトリス製薬合同会社. リリカ®カプセル5 mg・75 mg・150 mg添付文書第6版（2024年7月改訂）

## 2部 薬理学

## Question 15

## トラムセット®は、痛み止めが2種類入っているけど、なぜ？

**Answer** トラムセット®は、作用機序の異なる2つの鎮痛薬を配合することにより、鎮痛作用が相乗的に増強されています。2つの鎮痛薬の副作用が生じる可能性があることを念頭に、患者を観察する必要があります。

トラムセット®配合錠には、トラマドールとアセトアミノフェンといった2つの鎮痛薬が配合されており、それぞれ作用機序が異なることにより、鎮痛作用が相乗的に増強されています。

痛みの刺激は、一次感覚神経により脊髄後角に入力され、疼痛伝導系により上行して視床に到達し、さらに大脳皮質に伝えられて痛みとして認識されています。一方、下行性痛覚抑制系は、視床下部から中脳、延髄を経て脊髄後角に至り、神経終末からセロトニンまたはノルアドレナリンを遊離して疼痛伝導系を抑制しています。

トラムセット®に配合されている非麻薬性オピオイド鎮痛薬であるトラマドールは、オピオイドμ受容体刺激作用とセロトニンおよびノルアドレナリン再取り込み阻害作用があり、疼痛抑制系の増強と疼痛伝導系の抑制により、鎮痛作用を示します。

もう一つの成分である解熱鎮痛薬のアセトアミノフェンは、視床に作用して疼痛閾値を上昇させ、痛みの刺激を伝わりにくくします[1]（ 図1 ）。

トラマドールとアセトアミノフェンを併用することにより、鎮痛作用が相乗的に増強することが、動物実験で示されています[2]。

トラムセット®には、悪心・嘔吐、便秘などの消化器症状や眠気などの副作用が、高頻度に見られます（ 表1 ）。これらの副作用は、トラムセット®の投与開

174

2部／薬理学

Q15 トラムセット®は、痛み止めが2種類入っているけど、なぜ？

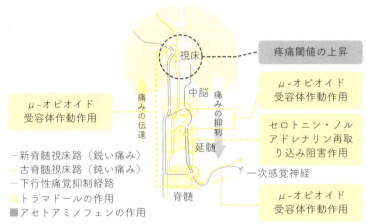

**図1** トラムドールとアセトアミノフェンの鎮痛作用の機序

持田製薬株式会社，トラムセット®配合錠の作用機序より作成

**表1** 時期別有害事象発現割合

|  | 1週 | 2週 | 3～4週 | 5～12週 | 13～24週 | 25～36週 | 37～48週 | 49週～ |
|---|---|---|---|---|---|---|---|---|
| 被験者数 | 190 | 172 | 166 | 151 | 128 | 112 | 101 | 96 |
| 悪心 [発現例数(%)] | 79 [41.6] | 5 [2.9] | 10 [6.0] | 14 [9.3] | 8 [6.3] | 4 [3.6] | 7 [6.9] | 1 [1.0] |
| 嘔吐 [発現例数(%)] | 57 [30.0] | 5 [2.9] | 7 [4.2] | 7 [4.6] | 6 [4.7] | 4 [3.6] | 4 [4.0] | 0 |
| 便秘 [発現例数(%)] | 41 [21.6] | 8 [4.7] | 2 [1.2] | 8 [5.3] | 9 [7.0] | 5 [4.5] | 7 [6.9] | 1 [1.0] |

|  | 1週 | 2週 | 3～4週 | 5～12週 | 13～24週 | 25～36週 | 37～48週 | 49週～ |
|---|---|---|---|---|---|---|---|---|
| 被験者数 | 190 | 172 | 166 | 151 | 128 | 112 | 101 | 96 |
| 傾眠 [発現例数(%)] | 35 [18.4] | 3 [1.7] | 1 [0.6] | 0 | 1 [0.8] | 0 | 0 | 0 |
| 浮動性めまい [発現例数(%)] | 35 [18.4] | 4 [2.3] | 3 [1.8] | 8 [5.3] | 4 [3.1] | 2 [1.8] | 0 | 1 [1.0] |

持田製薬株式会社，トラムセット®配合錠 インタビューフォームより作成

始初期に多く発現しますが、時間の経過に従って減少する傾向が見られます。また、これらの副作用は、配合されているトラマドールによるオピオイド鎮痛薬に共通の薬理作用となっています。

トラマドールは、延髄の化学受容器引金帯（chemoreceptor trigger zone; CTZ）近傍のオピオイド$\mu$受容体を刺激し、ドパミンを遊離させます。これがドパミン$D_2$受容体を介して嘔吐中枢を刺激し、悪心・嘔吐を引き起こします。また、トラマドールにより内耳前庭のオピオイド$\mu$受容体が刺激されると、ヒスタミンが遊離され、これもヒスタミン$H_1$受容体を介して嘔吐中枢を刺激します。

したがって、トラムセット®による悪心・嘔吐には、ドパミン$D_2$受容体遮断薬やヒスタミン$H_1$受容体遮断薬が、制吐薬として使用されます。

トラマドールは、副交感神経の節後線維に発現するオピオイド$\mu$受容体を刺激し、アセチルコリンの遊離を抑制します。これが腸管の運動と分泌を抑制し、腸管内の水分が減少して便が硬くなるため、便秘が生じます。

したがって、トラムセット®による便秘には、大腸を刺激して運動を促進する大腸刺激性下剤や腸管内の水分を増やす浸透圧性下剤などが使用されます。

トラマドールをはじめとするオピオイドは、中枢抑制作用により眠気や浮動性めまいを引き起こすことがあります。オピオイドによる眠気の多くは、投与開始時や増量時に発現し、投与量が多くなるにつれて強くなる傾向があります。そのため、トラムセット®を服用中の患者には、自動車の運転など危険を伴う機械の操作には従事しないよう指導することが必要となります。

アセトアミフェンは、肝障害を引き起こすことがあるため、トラムセット®を長期間服用する場合や、他のアセトアミノフェンを含む薬剤と併用する場合には注意が必要となります。また、アセトアミノフェンの副作用には、間質性肺炎があるため、トラムセット®を服用中は観察を十分に行い、異常が見られた場合は投与の中止などの適切な処置を行う必要があります。

副作用の発生頻度はそれぞれ異なりますが、2つの鎮痛薬の副作用が生じる可能性があることを念頭に患者を観察する必要があります。

## まとめ

- トラムセット®配合錠には、トラマドールとアセトアミノフェンといった2つの鎮痛薬が配合されています。

- 2つの鎮痛薬の作用機序がそれぞれ異なることにより、鎮痛作用が相乗的に増強されています。

- 2つの鎮痛薬の副作用が生じる可能性があることを念頭に、患者を、観察する必要があります。

（柴田 佳太）

### 参考文献

1) 持田製薬株式会社．トラムセット®配合錠添付文書第6版（2024年8月改訂）
2) Tallarida RJ, et al. Testing for synergism over a range of fixed ratio drug combinations: replacing the isobologram. Life Sci. 1996; 58: PL23-28.

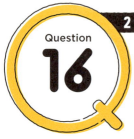

## 2部 薬理学

## Question 16

ワルファリンをのんでいると、納豆の禁食を指示するのはなぜ？

ワルファリンは血液凝固を防ぐため、ビタミンKの働きを妨げます。納豆にはビタミンKが多く含まれており、ワルファリンの効果を弱めるため、納豆の禁食が指示されます。

血液が凝固する際には、様々な血液凝固因子が関与しています。血液凝固因子のうち、プロトロンビン（第Ⅱ因子）、第Ⅶ因子、第Ⅸ因子、第Ⅹ因子は、肝臓で産生される際にビタミンKを必要とします。ワルファリンは、ビタミンKと構造が類似しており、ビタミンKの働きを拮抗阻害するため、これらの4つの血液凝固因子の生成が抑制されます[1]（ 図1 ）。

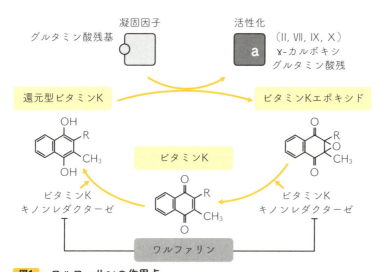

**図1　ワルファリンの作用点**

Stenflo J, et al. Vitamin K dependent modifications of glutamic acid residues in prothrombin. Pros Natl Acad Sci USA. 1974; 71: 2730-2733. より作成

## 2部／薬理学

**Q16** ワルファリンをのんでいると、納豆の禁食を指示するのはなぜ？

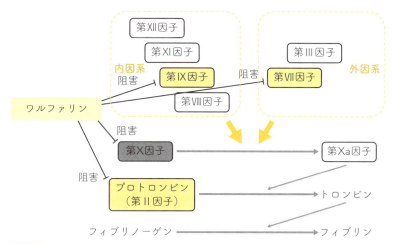

**図2** ワルファリンによる抗凝固作用メカニズム

　出血が起こった際に生じる止血（血液凝固）には、血小板が関与する一次止血と血液凝固因子が関与する二次止血があります。二次止血は、血小板から成る一次血栓の周りを強固なフィブリンが覆い、二次血栓を形成することによって生じます。フィブリンは、血液中に存在するフィブリノーゲンがトロンビンの作用を受けることによってつくられます。ワルファリンは、4つの血液凝固因子の生成を抑制し、最終的にフィブリンの生成を抑制することにより、抗凝固作用を示します（ 図2 ）。

　ワルファリンを服用している患者は、ビタミンKが豊富に含まれる納豆、クロレラ食品および青汁などの摂取は避けるのが望ましいとされています。その理由は、ワルファリンが拮抗阻害するビタミンKを、それらの食品によって補充することになり、ワルファリンの抗凝固作用を減弱させるからです。その他にも緑黄色野菜や海藻類などの多量摂取も控えることが大切となります。

　ただし、患者には誤解を与えない指導が必要となります。過度に食事を制限すると、「ネバネバの食品を全て食べてはいけない」と誤った認識を持ったり、反対に「ワルファリンの量を減らせば納豆を食べられる」「ワルファリンは朝にのむから納豆は夕食に食べよう」などと考えたりする患者もいます。これらはワルファリンの効果の減弱もしくは出血のリスクを高めることになるため、禁忌の食品以外は、栄養が偏ることのないよう、バランスのよい食生活を心掛けるような指導が求められます。

## まとめ

- ワルファリンは、ビタミン K の働きを拮抗阻害することにより、抗凝固作用を示します。

- 納豆はビタミン K を豊富に含むため、ワルファリンの抗凝固作用を減弱させます。

- 患者には食事に関する誤解を与えない指導を行い、栄養が偏ることのないよう、バランスの良い食生活を心掛けるような指導も求められます。

（柴田 佳太）

**参考文献・資料**

1) エーザイ株式会社. ワーファリン錠0.5mg, 1mg, 5mg添付文書 第2版（2023年11月改訂）
2) Stenflo J, et al. Vitamin K dependent modifications of glutamic acid residues in prothrombin. Pros Natl Acad Sci USA. 1974; 71: 2730-2733.

# 2部／薬理学

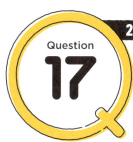

Question 17

## 納豆を禁食にしない抗凝固薬があるけど、なぜ？

Answer

ワルファリンを服用中の患者は、ビタミンKを豊富に含む納豆を食べてはいけません。しかし、第Ｘa因子阻害薬は、ワルファリンとは異なり、納豆を食べても作用に影響がなく、効果もしっかりと認められています。

　抗凝固薬として長年使用されてきたワルファリンは、ビタミンKを豊富に含む食品と一緒に服用することにより、血液の抗凝固作用を減弱させるため、ビタミンKを豊富に含む食事を控えるなどの食事制限が必要です。

　一方、近年開発されたアピキサバンなどの第Ｘa因子阻害薬は、ワルファリンの弱点を克服すべく開発されたため、ビタミンKによって作用が減弱することはなく、ビタミンKを豊富に含有する食事の制限はありません（表1）。また、第Ｘa因子阻害薬は、作用するまでの時間が短く、頭蓋内出血の発現率が少ないという特徴をもつ一方で、薬価がワルファリンに比べて高いことも特徴です。

表1　アピキサバンとワルファリンの比較

| 薬物 | アピキサバン | ワルファリン |
| --- | --- | --- |
| 食事制限 | なし | あり（ビタミンK含有食品） |
| 薬物相互作用 | 少ない | 多い |
| 作用時間 | 2～3時間で血中濃度がピーク 半減期が短いため、のみ忘れの影響が大きい | 作用発現まで3～4日かかる 半減期が長いため、安定していればのみ忘れの影響は少ない |
| 解毒薬 | なし | ビタミンK |
| 副作用 | 頭蓋内出血の発現率が低い | 頭蓋内出血の発現率が高い |
| 薬価 | 高い（1日数百円） | 安い（1日数十円） |

181

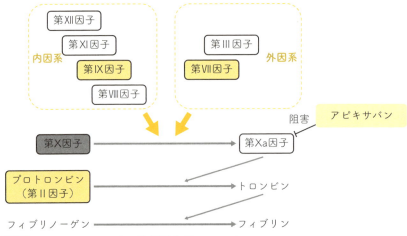

**図1** アピキサバンによる抗凝固作用メカニズム

　前項でも述べた通り、出血が起こった際に生じる止血（血液凝固）には、血小板が関与する一次止血と血液凝固因子が関与する二次止血があります。二次止血は、血小板から成る一次血栓の周りを強固なフィブリンが覆い、二次血栓を形成することによって生じます。フィブリンは、血液中に存在するフィブリノーゲンがトロンビンの作用を受けることによってつくられます。

　このトロンビンは、様々な血液凝固因子が複雑に作用し、最終的には第Ⅹ因子が活性化することで生じる第Ⅹa因子の働きによって、プロトロンビンより生成されます。アピキサバンなどの第Ⅹa因子阻害薬は、その第Ⅹa因子を阻害することにより、最終的にフィブリンの生成が抑制され、結果として抗凝固作用を示します（ 図1 ）。

　したがって、アピキサバンなどの第Ⅹa因子阻害薬は、ワルファリンのようにビタミンKの働きを拮抗阻害することによって血液の抗凝固作用を示すわけではないため、ワルファリンとは異なり、ビタミンKを豊富に含む納豆を食べても作用に影響がなく、効果もしっかりと認められています。また、第Ⅹa因子阻害薬は、食事の影響を受けないことから、食事の前後のいずれに服用しても構わないこととなっています。

　食事制限がないのは患者にとってよいことですが、薬価が高く、患者が負担する薬代が高くなることも忘れずに、患者個々に適した選択も求められます。

**2部／薬理学**

## まとめ

- アピキサバンなどの第Ⅹa因子阻害薬は、第Ⅹa因子を阻害することにより、抗凝固作用を示します。

- 第Ⅹa因子阻害薬は、ワルファリンのようにビタミンKの働きを拮抗阻害することによって血液の抗凝固作用を示すわけではありません。

- 第Ⅹa因子阻害薬は、ワルファリンとは異なり、ビタミンKを豊富に含む納豆を食べても作用に影響がなく、効果もしっかりと認められています。

（柴田 佳太）

**参考文献・資料**

1) 各薬剤添付文書

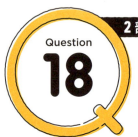

## 2部 薬理学

# グレープフルーツジュースでのんじゃダメな薬があるけど、なぜ？

グレープフルーツに含まれるフラノクマリンという成分が、小腸のCYP3A4という代謝酵素を阻害します。CYP3A4によって代謝される薬物の代謝が遅くなり、血中濃度が上がるため、薬の効果や副作用が強く出る恐れがあります。

　のみ薬として服用された薬は、消化管から吸収され、各臓器に分布するとともに、主に肝臓で代謝されます。代謝とは、酸化・還元・加水分解反応により、水溶性に変換される過程であり、シトクロムP450（CYP）という酵素が関与します。

　グレープフルーツに含まれるフラノクマリンという成分は、外側の皮と果肉の間の白い部分や果肉に含まれている成分です。フラノクマリンは、CYPのうち小腸のCYP3A4の働きを阻害するため、薬の代謝が遅くなり、血中濃度が上がるため、薬の効果や副作用が強く出る恐れがあります。

　CYP3A4で代謝される薬に、血圧を下げるカルシウム拮抗薬の一部が該当します。カルシウム拮抗薬は、血管平滑筋の$Ca^{2+}$チャネルを遮断し、血管を拡張させることによって血圧を低下させる薬です。

　グレープフルーツに含まれるフラノクマリンによって小腸のCYP3A4が阻害されると、カルシウム拮抗薬の代謝が抑制され、血中濃度が上がるため、降圧作用が増強される恐れがあります（図1）。また、めまいやふらつきといった副作用が強く出る恐れもあります。

## 2部／薬理学

### Q18 グレープフルーツジュースでのんじゃダメな薬があるけど、なぜ？

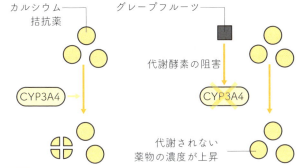

**図1** グレープフルーツによるCYP3A4阻害作用

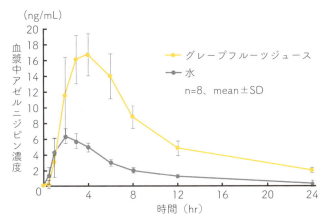

**図2** アゼルニジピンを水またはグレープフルーツジュースで単回経口投与した場合の血漿中未変化体濃度用

第一三共株式会社．カルブロック®錠添付文書第3版（2024年8月改訂）より引用

　カルシウム拮抗薬の一つであるアゼルニジピンをグレープフルーツジュースで服用した場合と、水で服用した場合の血中濃度の変化を比較してみると、グレープフルーツジュースで服用した場合、水で服用するよりもアゼルニジピンの血中濃度が高く、かつ長い時間、濃度の高い状態が維持されます[1]（**図2**）。

　アゼルニジピンをグレープフルーツジュースで服用した場合と、水で服用した場合の$C_{max}$（最高血中濃度）は約2倍、$AUC_{0-24}$（血中濃度曲線下面積：体内に取り込まれた薬の量）は約3倍高くなります[1]（**表1** / p.186）。

**表1** 健康な成人男性にカルブロック®錠8mgを水またはグレープフルーツジュースで単回経口投与した場合の血漿中未変化体濃度

| 服用法 | $C_{max}$* （ng/mL） | $T_{max}$ （hr） | $AUC_{0-24}$* （ng・hr/mL） |
|---|---|---|---|
| 水 | 6.3 （5.6 ～ 7.0） | 2.1 （1.8 ～ 2.4） | 45.1 （39.0 ～ 52.0） |
| グレープフルーツ ジュース | 15.7** （12.8 ～ 19.2） | 3.9** （3.0 ～ 4.7） | 147.9** （120.6 ～ 181.4） |

n=8、mean(95%信頼区間)
＊：幾何平均
＊＊：p<0.01(分散分析)
第一三共株式会社.カルブロック®錠添付文書第3版（2024年8月改訂）より引用

　グレープフルーツジュースでアゼルニジピンを服用した際の $T_{max}$（最高血中濃度到達時間）は、約4時間後です（ **表1** ）。そこから4時間経った投与から8時間後でも、水で服用した時より高い血中濃度を維持し、24時間後もまだ血中にアゼルニジピンが存在しています[1]（ **図2** / p.185）。

　薬の種類によっては、コップ1杯のグレープフルーツジュースで3～4日間作用が続くこともあります。したがって、グレープフルーツジュースとの薬物相互作用を引き起こす薬を摂取する前にはグレープフルーツジュースを飲まないように注意する必要があります。

## まとめ

- グレープフルーツに含まれるフラノクマリンという成分は、CYPのうち小腸のCYP3A4の働きを阻害します。

- CYP3A4で代謝されるカルシウム拮抗薬は、グレープフルーツジュースで服用することにより、血中濃度が上がるため、降圧作用が増強される恐れがあります。

（柴田 佳太）

**参考文献・資料**

1）第一三共株式会社.カルブロック®錠添付文書第3版（2024年8月改訂）

2部／薬理学

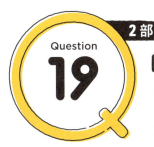

## Question 19　2部　薬理学

医師から処方されるアスピリンと、市販薬として購入できるアスピリンの量が違うのは、なぜ？

アスピリンは解熱鎮痛薬として市販されている一方で、血栓を予防する薬としても医師から処方されます。その際のアスピリンは、市販薬よりも低用量であり、求められる効果が大きく異なるため、注意が必要となります。

　虚血性心疾患やアテローム血栓性脳梗塞などの循環器疾患は、動脈硬化部位の血栓形成が主な原因であり、その予防を目的として抗血小板薬のアスピリン腸溶錠が頻用されています[1]。一方、市販のアスピリンは、頭痛や月経痛をはじめとする痛みや発熱に効果があります[2]。

　両者の違いは用量が大きく異なる点であり、アスピリン腸溶錠は低用量の1回 100 mg、市販のアスピリンは高用量の1回 660 mg が使用されています[1,2]。

　血小板の凝集には、血小板内のカルシウムイオン（$Ca^{2+}$）濃度の上昇が関与しています。血小板内の $Ca^{2+}$ 濃度を上昇させる因子はいくつかありますが、そのうちの一つとしてトロンボキサン $A_2$（$TXA_2$）が重要な役割を担っています。

　$TXA_2$ の合成経路として、血小板のアラキドン酸からシクロオキシゲナーゼ（COX）によってプロスタグランジン（PG）$G_2$、そして $PGH_2$ がつくられます。その後、トロンボキサン合成酵素によって $PGH_2$ から $TXA_2$ がつくられます。アスピリン腸溶錠は、この血小板での COX の働きを不可逆的に阻害することにより、血小板の凝集が抑制されます（**図1** / p.188）。

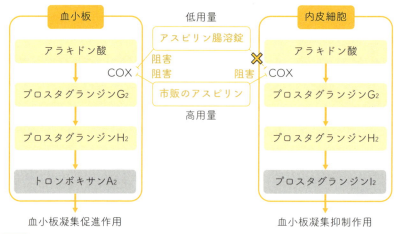

**図1** アスピリン腸溶錠と市販薬のアスピリンの違い

　一方、高用量で使用される市販のアスピリンは、アラキドン酸からつくられるPGの中でも、痛みや発熱に関与するPGE$_2$の産生が大きく抑制され、結果的に痛みや発熱が抑えられます。また、高用量で使用される市販のアスピリンは、血管内皮細胞のCOXも阻害することにより、血小板凝集を抑制する作用を有するPGI$_2$の働きを抑える作用も併せ持っています（ 図1 ）。したがって、相反する2つの作用により、アスピリンを高用量で使用する際の血小板凝集抑制作用は、低用量で使用するときに比べて弱くなっています。

　抗血小板作用を期待してアスピリン腸溶錠を処方されていた患者が、薬がなくなったにもかかわらず病院に行けないからといって、市販のアスピリンで代用してしまった場合には、必要な効果が得られなくなる恐れがあります。したがって、アスピリン腸溶錠を服用している患者には、市販のアスピリンとの違いも含め、適切な説明が必要となります。

## 2部／薬理学

## まとめ

● 医師から処方されるアスピリンと、市販薬として購入できるアスピリンは、用量が大きく異なり、血小板に対する作用も異なります。

● 医師から処方されるアスピリンは、血小板の $TXA_2$ の産生を抑制することにより、血小板凝集を抑制します。

● 市販のアスピリンは、血小板の $TXA_2$ の産生を抑制する作用に加え、内皮細胞の $PGI_2$ の産生も抑制することにより、血小板凝集抑制作用は弱くなっています。

● アスピリン腸溶錠を服用している患者には、市販のアスピリンとの違いも含め、適切な説明が必要となります。

（柴田 佳太）

**参考文献・資料**

1) バイエル薬品株式会社. バイアスピリン®錠100mg 添付文書第3版（2022年5月改訂）
2) ライオン株式会社. バファリンA添付文書第4版（2023年1月改訂）

Q19 医師から処方されるアスピリンと、市販薬として購入できるアスピリンの量が違うのは、なぜ？

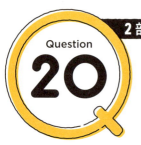

## 2部 薬理学

# Question 20

骨粗鬆症の薬って「起きてすぐ、横になってはダメ」とか「30分間飲食は避ける」など何かとたいへんなんだけど…。

骨粗鬆症の薬のうち、ビスホスホネート製剤は飲食物と相互作用を起こしやすいため、朝起きてすぐに服用し、30分間は飲食を避ける必要があります。食道に逆流して炎症を起こさないよう服用後は横にならないことも大切です。

　寝たきりの原因ともなる骨折は、高齢になるほどリスクが高まるため、予防することが重要となります。極度の衝撃が骨に加われば、骨折は誰にでも起こり得ることですが、骨がスカスカになってしまう骨粗鬆症の患者は、日常のちょっとした動作によって骨折してしまうことがあります。

　骨は破骨細胞によって骨が壊される過程である骨吸収と、骨芽細胞によって骨を形成する骨形成を日々繰り返しています。1つの骨が新しい骨に変わるには3～4ヶ月、全身では約3年で入れ替わります。骨粗鬆症は、骨吸収と骨形成のバランスが崩れ、骨吸収が骨形成を上回ることにより、骨が脆弱になる疾患です。

　骨粗鬆症治療薬のビスホスホネート製剤は、骨の構成成分であるハイドロキシアパタイトに沈着し、破骨細胞が骨吸収する際に破骨細胞内に取り込まれます。それにより、破骨細胞のアポトーシス（細胞死）を誘導し、破骨細胞が働けなくなることで、骨形成が骨吸収を上回り、骨量を増加させます[1]（ 図1 ）。

# 2部／薬理学

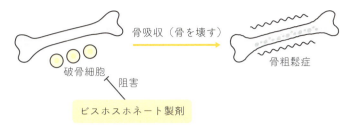

**図1** ビスホスホネート製剤の作用メカニズム

　ビスホスホネート製剤を服用する患者には、起床してすぐにコップ1杯の水（約180 mL）で服用することと、服用後は少なくとも30分経ってから飲食をするように伝える必要があります。ビスホスホネート製剤は極性が高く、負に帯電した分子であり、$Mg^{2+}$ や $Ca^{2+}$ のような多価陽イオンとキレート（p.147参照）を形成しやすいという特徴があります。

　したがって、ビスホスホネート製剤の吸収量が低下することにより、薬の効果が減弱する恐れがあるため、ビスホスホネート製剤を服用する際には、食事だけでなく飲み物にも注意が必要となります。

　ビスホスホネート製剤の一つであるアレンドロン酸を、食事の2時間前に服用した際のバイオアベイラビリティ（BA）と比較して、食事の30分前に服用した場合のBAは46%減少し、1時間前に服用した場合でも30%の減少が報告されています[1]（ 表1 ／p.192）。

　多くのビスホスホネート製剤は、食事の2時間前の服用であればBAへの影響は少ないと言われていますが、アレンドロン酸の場合は服用2時間前の食事であっても吸収に大きな影響を及ぼすため、起床してすぐの空腹時に服用することが非常に重要となります。

　ビスホスホネート製剤であるアレンドロン酸は、コップ1杯の水道水か白湯で服用することが望ましく、鉄分などのミネラルが多く含まれているミネラルウォーターによる服用でも作用が減弱します。$Ca^{2+}$ を多く含む牛乳はもちろんのこと、コーヒーやオレンジジュースによる服用であっても、BAが約60%も減少すると報告されています[1]（ 表1 ／p.192）。

**Q20** 骨粗鬆症の薬って「起きてすぐ、横になってはダメ」とか「30分間飲食は避ける」など何かとたいへんなんだけど…

**表1　食事や飲み物によるアレンドロン酸のBAの変動**

| アレンドロン酸服用後<br>食事までの時間 | 2時間後に食事した際の<br>BAに対する比 | P値 |
|---|---|---|
| 1時間 | 0.70 | 0.030 |
| 30分 | 0.54 | 0.001 |

| アレンドロン酸<br>服用時の飲み物 | 水で服用した際の<br>BAに対する比 | P値 |
|---|---|---|
| コーヒー | 0.39 | <0.0001 |
| オレンジジュース | 0.35 | <0.0001 |

Gertz BJ, et al. Studies of the oral bioavailability of alendronate. Clin Pharmacol Ther. 1995; 58: 288-298. より引用

　したがって、ビスホスホネート製剤を服用している患者に対し、服用のタイミングを適切に指導することに加え、食事や飲み物に気を付けるよう具体的に伝える必要があります。しかし、これらは患者にとってはたいへんなため、注意すべき理由を丁寧に説明し、納得したうえで服用してもらうことも大切になります。

　ビスホスホネート製剤を服用して横になると、ビスホスホネート製剤が胃液とともに逆流してしまいます。ビスホスホネート製剤は、食道を刺激することがあり、食道に炎症を起こしたり、潰瘍ができたりする恐れがあるため、ビスホスホネート製剤を服用する患者には、服用直後には横にならないように指導する必要があります。ただし、座ったり動いたりすることは問題ありません。また、30〜60°のギャッチアップであれば患者の負担も軽減できます。

**2部／薬理学**

## ま と め

- ビスホスホネート製剤は多価陽イオンとキレートを形成し、ビスホスホネート製剤の吸収量が低下することにより、薬の効果が減弱する恐れがあります。

- ビスホスホネート製剤を服用する際には、服用のタイミングを適切に指導することに加え、食事だけでなく飲み物に注意が必要となります。

- ビスホスホネート製剤を服用してすぐ横になると、ビスホスホネート製剤が胃液とともに逆流してしまい、食道に炎症を起こしたり、潰瘍ができたりする恐れがあります。

- ビスホスホネート製剤を服用する患者には、服用直後には横にならないように指導する必要があります。

（柴田 佳太）

**参考文献・資料**

1) オルガン株式会社. フォサマック®錠35mg添付文書第4版（2023年1月改訂）
2) Gertz BJ, et al. Studies of the oral bioavailability of alendronate. Clin Pharmacol Ther. 1995; 58: 288-298.

**Q 20** 骨粗鬆症の薬って「起きてすぐ、横になってはダメ」とか「30分間飲食は避ける」など何かとたいへんなんだけど…。

193

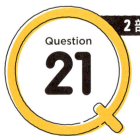

## 2部 薬理学

## Question 21 素手で触ってはいけない薬って危険?

Answer　薬剤の中には曝露により、がんの発症、生殖・発生毒性などのリスクをもたらす可能性があるものがあります。この中には、多くの抗がん薬やホルモン製剤などが含まれます。

　職業的曝露によって健康被害をもたらす危険性がある薬剤をハザーダス・ドラッグ（HD）と呼び、調製、投与、廃棄などを通して、様々な健康被害を引き起こす可能性があります。米国国立労働安全衛生研究所（NIOSH）では、以下に示す特徴の1つでもあてはまるものをHDと定義し注意喚起を行っています[1]。

①発がん性
②催奇形性または他の発生毒性
③生殖毒性
④低用量での臓器毒性
⑤遺伝毒性
⑥上記基準によって有害であると認定された既存の薬剤に類似した新薬の化学構造および毒性プロファイル

　HDに該当する薬剤には、抗がん薬、ホルモン製剤、分子標的薬など種々のものがあります。これら薬剤の曝露により、 表1 に示すような短期的な影響として急性症状、長期的な影響として発がん性や生殖発生毒性が報告されています[2]。

**2部／薬理学**

### 表1　HDの職業性曝露による有害な健康影響

| 急性症状 | |
|---|---|
| 過敏反応 | 喘息発作、皮疹・眼の刺激など |
| 皮膚・粘膜反応 | 皮膚刺激、接触性皮膚炎、咽頭痛、脱毛など |
| 消化器症状 | 食欲不振、悪心、嘔吐、下痢、便秘など |
| 循環器症状 | 息切れ、不整脈、末梢浮腫、胸痛、高血圧など |
| 呼吸器症状 | 咳嗽、呼吸困難など |
| 精神症状 | 頭痛、めまい、不眠、意識消失など |
| 長期的な影響 | |
| 悪性腫瘍 | 白血病、非ホジキンリンパ腫、膀胱がん、肝臓がんなど |
| 生殖への影響 | 不妊症、妊娠までの期間延長、早産、低出生体重、子宮外妊娠、流産、死産、子どもの学習障害 |

日本がん看護学会, 他（編）. がん薬物療法における職業性曝露対策ガイドライン　2019年版 第2版 . 金原出版. 2019, p.23. より引用

HDの曝露経路は経口摂取や皮膚接触、眼や口腔粘膜からの吸収など様々な経路で起こりますが、吸入と皮膚からの吸収が最も頻度の高い経路であり、手指と口との無意識な接触や注射針による針刺し事故など偶発的にも起こることがあります。また、HDは、投与を受けた患者の排泄物や血液などにも含まれていることもあり、薬剤の調製、運搬、投与だけではなく、医療廃棄物や排泄物の取扱いを通して無意識のうちに曝露されている可能性があります。

HDの曝露を排除あるいは最小限に留めるためには、以下の点が重要となってきます。

①曝露防止に効果的な機械、器具を使用する。

②組織内で指針・手順を設定し、それに従い業務を実施する。

③適切な個人防護具を選択し、適切な方法で装着する。

組織内での監視する体制を構築することはもちろん必要ですが、HDを取り扱う際には、個人防護具を使用することが強く推奨されています。個人防護具には、手袋、ガウン、眼・顔面防護具（フェイスシールド、ゴーグルなど）、呼吸器保護具などがあり、一時的にHDと隔てることができます。個人防護具は、HDを取り扱うすべての職員が作業に際して装着する必要があります。また、その使用に関して、事前に十分なトレーニングを受けておかなければなりません。主な業務で装着が必要になる個人防護具と留意事項は、がん薬物療法における職業性曝露対策ガイドライン[3] に掲載されているので

**Q 21**

素手で触ってはいけない薬って危険？

参照してください。

　HD には直接触れないことが基本ですが、万が一汚染された場合は、皮膚であれば石鹸と水でよく洗浄する、眼であれば水あるいは生理食塩水で 15 分程度すすぐなどの処置を施した後、組織内の指針に従い速やかに受診するようにしてください。

## まとめ

- 職業的曝露によって健康被害をもたらす危険性がある薬剤をハザーダス・ドラッグ（HD）と呼び、HD の調製、投与、廃棄などを通して、皮膚発疹などの急性症状、さらには不妊症、流産、先天性異常、白血病やその他のがんを発症など長期的な影響が発現する可能性があります。

- HD には、患者への薬剤投与やケアを行うときに接触や吸入、針刺しにより曝露する場合があります。

- 投与を受けた患者の排泄物や血液などにも HD は含まれていることがあるので、その処理時にも注意が必要です。

- HD の曝露を排除あるいは最小限に留めるためには、個人防護具を適切に使用、素手で触らないなど、注意を払う必要があります。

（橋本 光正）

### 参考文献・資料

1) The National Institute for Occupational Safety and Health (NIOSH).
NIOSH list of antineoplastic and other hazardous drugs in healthcare settings 2016.
2) 日本がん看護学会, 他（編）. がん薬物療法における職業性曝露対策ガイドライン　2019年版第 2 版, 金原出版.　2019, p.23.
3) 日本がん看護学会, 他（編）. がん薬物療法における職業性曝露対策ガイドライン 2019年版第 2 版. 金原出版. 2019, pp.38-45.

# 2部／薬理学

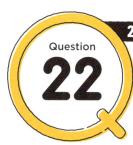

## Question 22  2部 薬理学

## メトトレキサート投与時に注意しなければならない症状は？

**Answer**　かぜ症状（発熱、咳や息苦しさなど）、血液障害（重症の口内炎や出血など）、消化器症状（吐気、嘔吐など）あるいはリンパ節のしこりなどに注意が必要です。

メトトレキサート（MTX）は、DNA合成を阻害することにより細胞増殖を抑制する薬剤で、抗がん薬あるいは抗リウマチ薬として用いられています。しかし、放っておくと重篤となる副作用もあるため、定期的な診察や検査が必要です。また、普段と異なった症状が認められないか、日頃から以下に示す症状に注意を払う必要があります（**表1**）。

## 副作用対策

本剤の投与において、間質性肺炎、感染症、骨髄抑制などの重篤な副作用が発現し、致命的な経過をたどることがあります。メトトレキサートによる細胞増殖抑制作用には細胞特異性がないため、骨髄における血球細胞の分化・増殖が抑制（骨髄抑制）されると、白血球が減少、その結果、肺炎、尿路感染症、敗血症などの急性感染症あるいは口内炎が起きることがあります。ま

**表1　メトトレキサート服用中に注意すべき症状**

| 注意を要する症状 | 疑われる副作用 |
|---|---|
| 咳や息切れ、息苦しさ | 間質性肺炎 |
| 発熱、咳、息苦しさ | 感染症 |
| 口内炎（口腔内のただれ）、出血傾向（青あざ） | 血球減少 |
| 首のまわり、脇の下のしこり、腫れ | リンパ増殖性疾患 |
| 吐き気、嘔吐、倦怠感 | 肝機能障害 |

197

た、血小板の減少により出血傾向となり、手足に紫色の斑点ができたり、歯を磨くと出血するなどの症状が起きることもあります。

肺の間質に炎症が起きるのが間質性肺炎で、肺の間質が炎症を起こした結果、酸素を身体に十分に取り込めなくなり、痰がからまない空咳、息切れや呼吸困難などの症状が見られます。出現頻度は 0.4 ～ 1％程度と低いのですが、メトトレキサート作用死の 3 分の 1 を占めるとされ[1]、原因不明の乾性咳嗽や呼吸困難が生じたときは速やかに連絡するよう患者に注意を与える必要があります。

この他、肝機能障害（消化器症状）、リンパ増殖性疾患の発生も報告されているので、吐き気などの消化器症状、リンパ節の腫脹にも併せて注意を払う必要があります。

これらの副作用を未然に防止するため、メトトレキサート服用中は定期的にその効果や副作用、特に血液検査を定期的に実施し、白血球や血小板数、貧血の有無、肝機能（AST、ALT、ALP など）異常の有無を確認すること、さらには、年に 1 度くらいは胸部 X 線写真を撮影しておくことが重要です。

副作用のうち、間質性肺炎は、用量非依存的ですが、口内炎肝障害などは用量依存的ですから、これらの副作用は葉酸を外から補うことで軽減可能であるため、必要に応じ葉酸製剤の併用投与も考慮します。

## 医療事故の原因

臨床的にメトトレキサートは、抗リウマチあるいは抗悪性腫瘍を目的として用いられています（ **表2** ）。製剤としては、それぞれの目的に応じたものが用いられます（商品名、含量が異なっています）。また、その投与法も異なります。リウマチに対しては、低用量の間欠投与が行われます[2]。一方、白血病に対しては数日間連投します。

**表3** のように、その使用目的、用量用法を取り違えたことによる医療事故が報告されています[3-5]。

その結果、過量投与となり口内炎や下痢、血球減少が見られた例もあります。したがって本剤を配薬または投与するときは、使用用法や用量、使用目的を漏らさず確認するように心がけましょう。

## 2部／薬学

**表2** 白血病および関節リウマチに対するメトトレキサートの投与方法

**白血病**
メトトレキサートとして、通常、次の量を1日量として1週間に3～6日　経口投与する。
幼児　　1.25～2.5mg
小児　　2.5～5mg
成人　　5～10mg

**関節リウマチ**
通常、1週間単位の投与量をメトトレキサートとして6mgとし、1週間単位の投与量を1回または2～3回に分割して経口投与する。1回または2回分割投与の場合は残りの6日間、3回分割投与の場合は残りの5日間は休薬する。これを1週間ごとに繰り返す。

ファイザー株式会社. メソトレキセート®錠2.5mg 添付文書第1版（2022年10月改訂）,
ファイザー株式会社. リウマトレックス®カプセル2mg 添付文書第3版（2024年2月改訂）より作成

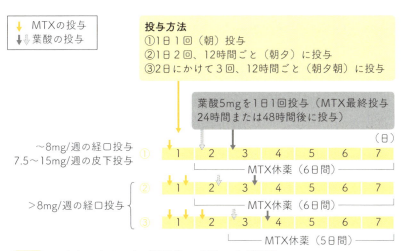

**図1** メトトレキサート（MTX）の用法および用量

日本リウマチ学会MTX診療ガイドライン小委員会（編）．関節リウマチにおけるメトトレキサート（MTX）使用と診療の手引き2023年版．羊土社，2023，p.37，図4を許可を得て掲載

**表3** メトトレキサートによる医療事故事例

- 抗リウマチ目的のメトトレキサート製剤を誤って連日投与した事例[3]
　（抗悪性腫瘍目的と勘違いし、間欠投与せず連続投与した）
- 抗リウマチ用（2mg錠）と抗悪性腫瘍用（2.5mg錠）との取り違えの事例[4]
- 抗リウマチ目的に休薬期間を設けず処方した事例[5]

Q22 メトトレキサート投与時に注意しなければならない症状は？

## まとめ

- メトトレキサートの投与において、感染症、間質性肺炎、骨髄抑制などの重篤な副作用の他、肝機能障害、リンパ増殖性疾患が発現することがあります。

- メトトレキサート投与時は、定期的な血液検査で副作用のチェックを行う必要があります。

- 発熱、咳嗽・呼吸困難などの呼吸器症状、口内炎、倦怠感、皮下出血などの症状が認められた場合には、直ちに連絡するよう患者に注意を与える必要があります。

- メトトレキサートを配薬または投与するときは、使用用法や用量、使用目的を漏らさず確認するように心がけましょう。

- 副作用の発現が疑われる症状が確認された場合、減量、投与中止を含め、速やかに適切な対応をする必要があります。

（橋本　光正）

### 参考文献・資料

1）　槙野茂樹. 関節リウマチと肺合併症 関節リウマチと薬剤性肺炎. 臨床リウマチ. 2008; 20: 76-80.
2）　日本リウマチ学会MTX診療ガイドライン小委員会（編）. 関節リウマチにおけるメトトレキサート（MTX）使用と診療の手引き2023年版. 羊土社. 2023.
3）　日本医療機能評価機構 医療事故防止部. 医療事故情報収集事業第27回報告書（平成23年7月〜9月）.2011.
4）　日本医療機能評価機構 医療事故防止部. 薬局ヒヤリ・ハット事例収集・分析事業（平成22年年報）.2011.
5）　日本医療機能評価機構 医療事故防止部. 薬局ヒヤリ・ハット事例収集・分析事業（平成28年年報）.2017.

# 2部 薬理学

## Question 23 かぜ様症状に注意する薬ってあるの？

免疫抑制剤、副腎皮質ステロイド、抗がん薬、抗リウマチ薬、非ステロイド性抗炎症薬などの薬剤の服用時には、かぜ様症状に注意する必要があります。

かぜは急性上気道炎と呼ばれることもあり、主な症状は、咽頭痛、鼻汁、咳嗽、喀痰で、全身症状として発熱や頭痛が見られることもあります。しかし、これらの症状が見られたからといってかぜとは断定できません。かぜの約8割はウイルスによるものですが、細菌感染、例えば、肺炎、髄膜炎、扁桃炎、副鼻腔炎、尿路感染症などでも発熱、咳嗽、咽頭痛などの症状が見られます。また、Q22（p.198）に記載した間質性肺炎のように、薬そのものが原因となる場合もあります。**表1**にかぜ症状に注意を要する主な薬剤を示します。

**表1 かぜ症状に注意を要する主な薬剤**

| 分類 | | 薬剤名 |
|---|---|---|
| 特異的免疫抑制剤 | | シクロスポリン、タクロリムス |
| 細胞増殖阻害薬 | | アザチオプリン、ミコフェノール酸モフェチル、ミゾリビン など |
| 副腎皮質ステロイド | | プレドニゾロン、デキサメタゾン など |
| 生物学的製剤 | | インフリキシマブ、アダリブマブ、エネタルセプト など |
| 抗がん薬 | 細胞傷害性抗がん薬 | ブレオマイシン、シクロホスファミド など |
| | 分子標的薬 | ゲフィチニブ、エルロチニブ、ニボルマブ など |
| 抗リウマチ薬 | | メトトレキサート、レフルノミド、ペニシラミン など |
| 抗不整脈薬 | | アミオダロン |
| その他 | | インターフェロン製剤 |

## 免疫抑制剤による副作用（感染症）

　特異的免疫抑制剤、細胞増殖阻害薬（非特異的免疫抑制薬）は、主として自己免疫性疾患あるいは臓器移植時の拒否反応に対して臨床的に用いられています。また、副腎皮質ステロイドは、これに加え炎症性疾患にも頻用される薬です。しかし、これらの薬はいずれも感染症に対する免疫を担当する白血球の機能に影響を及ぼし、その結果、細菌性、ウイルス性、真菌性などの感染症の誘発、増悪が引き起こされる可能性があります。

　感染症の中では肺炎が最も頻度が高く、それ以外に髄膜炎、敗血症、尿路感染症、帯状疱疹などが現れる可能性があります。特に、一般細菌に加え、結核、ニューモシスチス肺炎、B 型肝炎活性化、帯状疱疹、サイトメガロウイルス感染症などに注意を要します[1]。

## 薬剤性疾患

　普段ない症状が認められた場合は、感染症を含めた薬剤の副作用を疑うほうがよいでしょう。

　間質性肺炎は通常の肺炎と異なり、その詳細な発症機序は不明ですが、肺胞壁や支持組織から成る間質に生じる炎症により肺胞壁が厚くなり、肺胞の形も不規則になって肺全体が固くなるため酸素の吸収効率も悪くなっていき、息苦しくなったり、咳（空咳）が出たりするのが特徴です。日常動作程度の運動でも呼吸困難が生じることがあります。

　 表1 （p.201）にあるブレオマイシンは古くから間質性肺炎のハイリスク薬とされており、Q22（p.198）に記載したようにメトトレキサートも間質性肺炎を引き起こす可能性があります。また、分子標的薬に分類される抗がん薬には添付文書の「重大な副作用」の項に間質性肺炎が記載されており、ゲフィチニブに関しては、2002 年 10 月 15 日付けで緊急安全性情報が出され注意喚起がなされています。間質性肺炎が起これば、死に至る可能性もあるので、上記の症状が現れたら速やかに適切な処置を施す必要があります。

　脳や脊髄は髄膜に覆われており、髄膜は種々の原因で炎症が起こりやすい場所です。原因の多くは細菌感染によるものですが、髄液中に細菌が検出されない事例もあります。これが無菌性髄膜炎で、そのほとんどがウイルス感

**2部／薬理学**

**表2　無菌性髄膜炎が報告されている薬剤**

| 分類 | 薬剤名 |
|---|---|
| 非ステロイド性抗炎症薬 | イブプロフェン、スリンダク、ジクロフェナク など |
| 抗菌剤 | アモキシシリン、<br>スルファメトキサゾール・トリメトプリム製剤 |
| 静注用人免疫グロブリン製剤 | |
| ワクチン | 乾燥弱毒おたふくかぜワクチン |
| 抗てんかん薬 | カルバマゼピン |

染によるものですが、稀に薬剤によって無菌性髄膜炎が引き起こされる場合もあるので注意が必要です。**表2** に無菌性髄膜炎が報告されている薬剤を示します。

　非ステロイド性抗炎症薬、一部の抗菌剤、静注用人免疫グロブリン製剤、ワクチンおよび抗てんかん薬でも報告例がありますが、特にイブプロフェンは報告例が多く、一般薬にも含まれている成分なので注意が必要です。非ステロイド性抗炎症薬による髄膜炎は、関節リウマチや全身性エリテマトーデスのような自己免疫疾患がある人に生じやすいとされています。

　無菌性髄膜炎は40℃ぐらいの高熱、頭痛、悪心・嘔吐が三徴候とされ、首が前に曲げにくくなる、意識が薄れるなどの症状が多くの場合に見られます。このような症状が見られ、該当の薬剤を使用している場合は、速やかに薬剤の中止あるいは他剤への変更を図ることが重要です。原因薬剤を速やかに中止すると通常すぐに症状は改善し、予後は比較的良好とされています。

## まとめ

- 副腎皮質ステロイドなど免疫抑制作用を有する薬剤により、感染症の誘発、増悪が起こる場合があります。

- 薬剤の中には間質性肺炎が引き起こされる可能性があるものがあります。なかでも一部の抗がん薬や抗リウマチ薬はハイリスク薬剤です。

- 薬剤によって無菌性髄膜炎が引き起こされることがあります。特に非ステロイド性抗炎症薬であるイブプロフェンでの報告が多数なされています。

- 「その症状が本当にかぜなのか？」を見極めることが重要であり、特に普段はない症状を患者が訴えた場合、感染症を含め薬剤の副作用を考慮する必要があります。

（橋本 光正）

**参考文献・資料**

1)清水優子.免疫用製剤投与中の患者管理について.神経治療.2019; 36: 422-427.

## Question 24　目薬をさすと、充血や色素沈着が起こるのは、なぜ？

緑内障の治療薬として使用されるプロスタグランジン $F_{2α}$ 誘導体の点眼剤は、結膜血管の拡張による充血、およびメラニン産生の更新による色素沈着を引き起こすことがあります。

　緑内障の治療薬であるプロスタグランジン $F_{2α}$（$PGF_{2α}$）誘導体の点眼剤は、ぶどう膜強膜流出路からの眼房水排出を促進することにより、眼圧を低下させます。一方、結膜充血、色素沈着などの副作用が生じることがあります。

　結膜充血は、結膜血管の拡張によって生じます。$PGF_{2α}$は、一酸化窒素（NO）の産生を亢進し、前部ぶどう膜血流を増加させることが報告されています[1]。$PGF_{2α}$誘導体による結膜充血は、NO産生を介した血管拡張により、血流量が増加することによって生じるものと考えられています。

　色素沈着は、皮膚や眼に分布するメラノサイトにおいて、メラニンという色素が産生されることによって生じます（図1）。また、$PGF_{2α}$がメラノサイトにおけるチロシンキナーゼの発現を亢進させることが報告されています[2]。チロシンキナーゼは、メラニンの生合成を触媒する律速酵素であるため、$PGF_{2α}$誘導体による色素沈着は、メラニン産生が亢進することによって生じるものと考えられています。

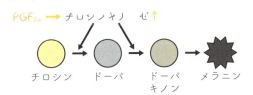

図1　メラノサイトにおけるメラニン生合成経路および$PGF_{2α}$の作用点

PGF$_{2\alpha}$誘導体による充血は、点眼後に現れ、時間の経過とともに自然消失する一過性の所見です。充血発現までの時間、持続時間には個人差、製剤間の差があります。

　60名の緑内障患者に PGF$_{2\alpha}$誘導体であるトラボプロスト点眼液を1日1回、就寝前に点眼し、1ヶ月後に自覚的評価と他覚的評価をしたところ、42例（70%）に他覚的な充血の所見があり、19例（32%）が試験終了時点でも「気になる」と自己評価していました[3]（ 表1 ）。

　一過性の変化ではあるものの、約半数が自覚的に充血を気にすることを考えると、PGF$_{2\alpha}$誘導体共通の副作用である充血はアドヒアランスの低下につながる可能性があり、薬物療法を継続する中で重要な所見であると考えられます。

　黒目の部分が黒くなる虹彩色素沈着は 7.3% に見られており、患者を定期的に診察し、色素沈着が現れた場合には、臨床状態に応じて投与を中止することが検討されます。投与を中止すれば、元に戻るため、過度な心配をする必要はないことも伝えることが大切です。

　色素沈着は皮膚に付着した薬剤によっても引き起こされるため、点眼後は洗顔する、もしくは眼瞼周囲をウエットティッシュなどで拭き、眼瞼周囲に付着した薬剤を除去することも効果的な方法です。

**表1　トラボプロスト点眼液の結膜充血の自覚的評価と他覚的評価の比較**

| 自覚的評価 | 他覚的初見 | | | | 計 |
|---|---|---|---|---|---|
| | 変化なし | 1段階変化 | 2段階変化 | 3段階変化 | |
| 気にならない | 9 | 16 | 5 | 1 | 31 |
| はじめのみ | 2 | 8 | 0 | 0 | 10 |
| 少し気になる | 2 | 6 | 2 | 0 | 10 |
| 気になる | 4 | 0 | 1 | 0 | 5 |
| かなり気になる | 1 | 1 | 2 | 0 | 4 |
| 計 | 18 | 31 | 10 | 1 | 60 |

※他覚的所見は基準写真を用いたグレード分類からの変化を示す。
比嘉利沙子ら. 塩化ベンザルコニウム非含有トラボプロスト点眼薬の球結膜充血. あたらしい眼科. 2011; 28: 563-567.より引用

## まとめ

- PGF$_{2\alpha}$誘導体による結膜充血は、NO産生を介した結膜の血管拡張により、血流量が増加することによって生じます。

- PGF$_{2\alpha}$誘導体による色素沈着は、メラノサイトにおけるメラニン産生が亢進することによって生じます。

- PGF$_{2\alpha}$誘導体による結膜充血は一過性の所見であり、色素沈着は、投与を中止すれば元に戻るため、過度な心配は必要ないと伝えることも大切です。

（柴田 佳太）

### 参考文献・資料

1) Astin M, et al. Role of nitric oxide in PGF$_{2\alpha}$ ocular hyperemia. Exp Eye Res. 1994; 59: 401-407.
2) Scott G, et al. Effects of PGF$_{2\alpha}$ on human melanocytes and regulation of the FP receptor by ultraviolet radiation. Exp Cell Res. 2005; 304: 407-416.
3) 比嘉利沙子ら. 塩化ベンザルコニウム非含有トラボプロスト点眼薬の球結膜充血. あたらしい眼科. 2011; 28: 563-567.

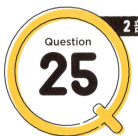

## 2部 薬理学

## Question 25

## なぜ、湿布薬を使うときに日光に注意するの？

痛みや炎症に多く処方される非ステロイド性抗炎症薬（NSAIDs）外用薬は、直射日光に当たることにより曝露された部位に発疹や発赤、痒みを生じる光接触性皮膚炎を引き起こすことが報告されています。

　太陽光線に当たることによって生じる発疹や発赤、痒みなどの皮膚疾患を光線過敏症と呼びます。日光に当たると日焼けなどは誰でも起こるものですが、光線過敏症は普通反応を起こさないような量の紫外線によっても症状が引き起こされる点で、いわゆる日焼けとは異なるものです。光線過敏症は、遺伝的疾患や代謝疾患など内因的要因の他、薬剤、化粧品、食品など外因的要因によっても引き起こされる可能性があり、一般的に論じられる光線過敏症はこれら外因性要因により発症する薬剤性光線過敏症と光接触性皮膚炎です。

## 薬剤性光線過敏症

　薬剤（内服剤、注射剤）と光照射によって起こる過敏症を薬剤性光線過敏症と呼びます。

　その発生機序は、服用した成分が光に反応し、体内に生じた活性酸素などの組織障害因子により皮膚症状が発現する「光毒性」、あるいは薬剤が光によって化学変化を起こし、生体タンパク質と結合し完全抗原となり、それに対する免疫応答によって起こる「光アレルギー」に大別されます。薬剤性光線過敏症の原因となる頻度の高い薬剤としては、ニューキノロン系抗菌薬、非ステロイド性抗炎症薬が挙げられます[1]。

# 光接触性皮膚炎

　光接触性皮膚炎は、薬剤などの外因物質が皮膚に接触することによって生ずる「かぶれ」です。通常の「かぶれ」と異なる点は、発症に光が必要とされる点で、その発生機序の多くは、「光アレルギー」です。光接触性皮膚炎では、原因薬剤が塗布された部位にのみ症状が起こることが特徴で、露光部位全般に皮疹が見られることはあまりありません。正常な皮膚との境界がはっきりしています。　表1　に光接触性皮膚炎の主な原因物質を挙げます[2]。

　種々の物質により光接触性皮膚炎が報告されていますが、薬剤としては、非ステロイド性抗炎症薬の外用剤、特にケトプロフェン外用剤によるものが広く知られています。ケトプロフェンの外用剤はテープ剤の他、様々な剤形がありますが、　表2　（p.210）に示すように光接触性皮膚炎は、パップ剤、テープ剤、ゲル剤、ローション剤、クリーム剤でも報告されており注意が必要です。

　一方、フェルビナク、フルルビプロフェン含有製剤は、光接触性皮膚炎を起こしにくいという点では日光露光部位に使用する外用非ステロイド性抗炎症薬として適していると考えられています[3]。

　医療機関への注意喚起の徹底により、光過敏症の件数は減少傾向にありますが、その防止のためには次の点に注意する必要があります。

**表1　光接触性皮膚炎を起こす主な物質**

| 分類 | 薬剤名 |
| --- | --- |
| 非ステロイド性抗炎症薬 | ケトプロフェン、スプロフェン |
| 殺菌薬 | ハロゲン化サリチルアニリド、クロルヘキシジン など |
| サンスクリーン | ブチルメトキシジベンゾイルメタン、ケイ皮酸エチル など |
| 毛染め | パラフェニレンジアミン |
| 香料 | 6-メチルクマリン、ムスクアンブレット など |

戸倉新樹. 光アレルギーの発生機序と対策. アレルギー. 2006; 55: 1382-1389. より引用

**表2** 医療用医薬品のケトプロフェン外用剤における光線過敏症に関する副作用報告

| 剤形 | 症例数 | うち重篤症例数 | 中毒症例の割合（％） |
|---|---|---|---|
| パップ剤 | 205 | 8 | 3.9 |
| テープ剤 | 1,770 | 37 | 2.1 |
| ゲル剤 | 23 | 0 | 0 |
| ローション剤 | 22 | 1 | 4.5 |
| クリーム剤・軟膏 | 8 | 1 | 12.5 |
| 合計 | 2,028 | 47 | 2.3 |

厚生労働省医薬食品局. ケトプロフェン外用剤による光線 過敏症に係る安全対策について. 医薬品・医療機器等安全性情報. No.276. 2011. より引用

- 第1に日光曝露を避けるようにすることが重要です。皮疹部を衣類で覆う、紫外線の強いときは外出を控えるなど配慮します。
- 剥がした後でも皮膚炎を起こすことがあります。使用後も数週間は上記同様の注意が必要です。
- 交差性が認められることがあるため、被疑薬と同系列の医薬品の使用に注意する必要があります。

## まとめ

- 非ステロイド性抗炎症薬の外用剤、特にケトプロフェンにより光接触性皮膚炎が起こることがあります。

- 外用剤による光接触性皮膚炎は、薬剤を適用した部位に紫外線が当たることにより引き起こされるので、使用時には皮疹部を衣類などで覆う、紫外線の強いときは外出を控えるなどの配慮をする必要があります。

- 薬剤を剥がした後も数週間の遮光を徹底する必要があります。

（橋本 光正）

**2部／薬理学**

**参考文献・資料**

1) 川田暁. 光アレルギー. Jpn J Clin Immunol. 2011; 34: 8-12.
2) 戸倉新樹. 光アレルギーの発生機序と対策. アレルギー. 2006; 55: 1382-1389.
3) 山﨑文和ら. 非ステロイド系消炎鎮痛剤の光毒性, 光感作用及び持続性光線過敏に対する検討. 日皮会誌. 2003; 113: 405-411.
4) 厚生労働省医薬食品局. ケトプロフェン外用剤による光線 過敏症に係る安全対策について. 医薬品・医療機器等安全性情報. No.276. 2011.

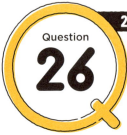

## 2部 薬理学

## Question 26

褥瘡の薬でパイナップル由来のものがあるって聞いたけど、ホント？

褥瘡は長期間にわたって局所的に皮膚が圧迫され、壊死を起こすことにより生じます。この壊死を起こした褥瘡の患部をパイナップル由来のタンパク質分解酵素で軟らかくして除去しやすくするためにブロメラインが用いられます。

　フルーツや野菜の一部には、多量のタンパク質分解酵素を含むものがあります。肉をフルーツや野菜と共にマリネする（漬け込む）ことにより、肉を軟らかくすることが知られています。パパイヤ由来のタンパク質分解酵素（パパイン）を混ぜた調味料（からあげ粉）も市販されています。

　同様にブロメラインは、パイナップルの果汁や葉・茎の一部由来のタンパク質分解酵素であり、褥瘡部位で生じた壊死組織に用いることで組織を軟らかくして除去しやすくします。これにより、褥瘡部位の清浄化と治癒を進めます。

### まとめ

- ブロメライン軟膏の主成分は、パイナップル由来のタンパク質分解酵素で、褥瘡部位の壊死組織を除去するために使用されます。

（野部 浩司）

# 2部／薬理学

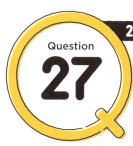

## Question 27

がん薬物療法で悪心や嘔吐の副作用が出るのは、なぜ？

抗がん薬による悪心・嘔吐は、上部消化管のセロトニン5-HT₃受容体および第4脳室の化学受容器引き金帯（CTZ）に存在するタキキニンNK₁受容体、ドパミンD₂受容体を介する刺激で延髄の嘔吐中枢が興奮することで起こると考えられています。

化学療法に伴う消化器系副作用のうち、悪心・嘔吐は高頻度に起こる症状です。嘔吐は、抗がん薬投与24時間以内に出現する急性悪心・嘔吐、24時間以降1週間の間に出現する遅発性悪心・嘔吐に分類されます。そのリスクは使用する抗がん薬の種類、投与量などにより異なってきますが、シスプラチンやシクロホスファミドなどは、高度（>90%）催吐リスク薬剤に分類されています[1]。悪心・嘔吐は、図1（p.214）に示すメカニズムで起こると考えられています。

すなわち、抗がん薬の投与により、小腸のクロム親和性細胞がセロトニンやサブスタンスPを分泌し、これらが小腸粘膜の5-HT₃受容体やNK₁受容体に作用し、その刺激が求心性迷走神経や知覚神経を経て直接的あるいは化学受容器引き金帯（CTZ）を経て嘔吐中枢に伝わります。その結果、悪心が生じ、さらに遠心性に横隔膜などの反射を誘発することで嘔吐が起こります。

また、血中の抗がん薬およびその代謝物、セロトニン、サブスタンスP、ドパミンなどの神経伝達物質は、CTZの5-HT₃、NK₁、D₂受容体を刺激し、その刺激が嘔吐中枢へ伝わった結果、同様に悪心・嘔吐が起こります。

これら2つの刺激伝達経路の他、過去に受けた化学療法時の不快な記憶や不安など精神的な刺激が大脳皮質から嘔吐中枢へ入力されることによっても悪心・嘔吐は起こります。悪心・嘔吐は、抗がん薬の治療アドヒアランスを妨

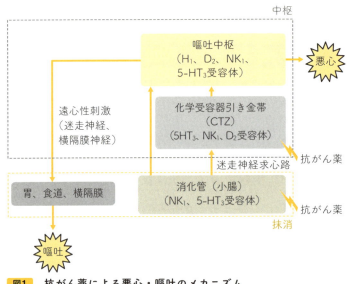

**図1** 抗がん薬による悪心・嘔吐のメカニズム

げる最も大きな要因の一つであり、その予防のために積極的な制吐剤の使用が必要です。下表に抗がん薬による悪心・嘔吐に適用を有する薬剤を示します（**表1**）。前述のように、嘔吐には 5-HT$_3$、NK$_1$、D$_2$ 受容体刺激が関与していますから、各々の受容体を遮断する拮抗薬に有効性が認められています。デキサメタゾンは、悪心・嘔吐の制御に重要な働きを示しますが、その作用機序は明らかではありません。

この他、ベンゾジアゼピン系抗不安薬であるロラゼパムが用いられることがありますが[2]、いずれも適用外使用です。いずれにしろ、抗がん薬の催吐性リスクを適正に評価し、個々の症例に応じた制吐剤を用いることが重要です。

**表1** 抗がん薬による悪心・嘔吐に適用を有する制吐剤

| 分類 | | 薬剤名 |
|---|---|---|
| 5-HT$_3$ 受容体拮抗薬 | 第一世代 | オンダンセトロン、グラニセトロン、ラモセトロン、アザセトロン |
| | 第二世代 | パロノセトロン |
| NK$_1$ 受容体拮抗薬 | | アプレピタント、ホスアプレピタント |
| D$_2$ 受容体拮抗薬 | | ドンペリドン、メトクロプラミド |
| 副腎皮質ステロイド | | デキサメタゾン |

**2部／薬理学**

## まとめ

- 抗がん薬による悪心・嘔吐の発生機序には、消化管への刺激が迷走神経求心路を介して嘔吐中枢へ伝わる経路、あるいは直接的なCTZへの刺激が嘔吐中枢へ伝わる経路があります。

- 大脳皮質を介する過去の不快な記憶などによっても悪心・嘔吐が起きることがあります。

- 悪心・嘔吐に関与する受容体は、5-HT$_3$、NK$_1$、D$_2$受容体などがあり、これらの受容体の拮抗剤が制吐剤として用いられます。

（橋本 光正）

**参考文献・資料**

1) 縄田修一. がん化学療法における副作用と対応. 薬剤学. 2007; 67: 121-124.
2) 日本癌治療学会. 制吐薬適正使用ガイドライン 第3版. 2023. p.28.

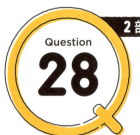

## 2部 薬理学

## Question 28 妊娠中の服用に注意する薬は？

ヒトで催奇形性あるいは胎児毒性が報告されている薬剤は、代替薬がなく治療上の必要性が高い場合を除いて妊婦への投与は避ける必要があります。

医薬品の臨床試験においては、倫理的配慮から妊婦は除外されています。また、市販後においても妊婦を対象とした臨床試験は実施されておらず、妊娠中の薬剤の胎児への影響については明らかではありません。したがって、妊婦や胎児への危険性は疫学調査や症例報告から判断することになります。

表1 にヒトで催奇形性、胎児毒性が報告されている薬剤を示します。

これらの薬剤は、代替薬がなく治療上の必要性が高い場合を除いて妊婦への投与は避ける必要があります。

### 表1 胎児毒性が報告されている主な薬

| 分類 | 一般名 |
| --- | --- |
| 非ステロイド性抗炎症薬 | アスピリン、インドメタシン他 |
| 降圧薬 | ACE阻害薬<br>アンジオテンシンII受容体拮抗薬 |
| 抗がん薬 | シクロホスファミド、ブスルファン、レナリドミド<br>メトトレキサート、サリドマイド |
| 抗菌薬 | アミノグリコシド系、テトラサイクリン系 |
| 抗凝固薬 | ワルファリン |
| 抗てんかん薬 | カルバマゼピン、フェニトイン、トリメタジオン<br>バルプロ酸、フェノバルビタール |
| ビタミン剤 | ビタミンA（10,000単位以上） |
| 合成黄体ホルモン薬 | ダナゾール |
| 消化性潰瘍治療薬 | ミソプロストール |

## 2部／薬理学

また、妊娠中の薬剤服用の危険性を考える場合、服用の時期を考慮する必要もあります。すなわち、胎児への影響は妊娠のどの時期にどのような薬剤を服用したかによって異なってきます。

妊娠前に服用した薬剤により配偶子が影響を受けたとしても、その配偶子は受精しない、あるいは着床せずに淘汰されます。これを「all or none の法則」と呼びます。最終月経の開始日を 0 週 0 日として 3 週 6 日頃までは、「all or none の法則」が働くと考えられるため、薬剤の影響を心配する必要はありません。着床しない、あるいは月経と区別できない流産として終わるか、受けた影響が完全に修復されて生まれるという意味です。

一方、妊娠 4 週 0 日から 7 週 6 日までは絶対過敏期と呼ばれ、重要臓器が発生・分化する時期です。この時期は催奇形性の知られている薬剤の使用を避けることはもちろん、安全と言われるものもその使用は慎重にする必要があります。

それ以降、16 週まで（相対過敏期）は、主要な器官の形成は終わっており、その意味で催奇形性の危険性は低くなっていますが、催奇形性の報告のある薬剤の投与は慎重にすべきです。一方、16 週以降では胎児は各器官の機能獲得期に入ります。この時期は、ほぼ器官の形成は終了しているためほとんど奇形は見られません。この時期特に問題となるのは、胎児毒性です。胎児の発育が低下したり、胎児死亡の他、出生後の新生児の適応障害が起こることがあります。

このように、妊娠中に使用した薬剤の胎児に及ぼす影響は薬剤自身の危険度と服用時期に左右されます。すなわち、危険度の高い薬剤であっても、3 週 6 日頃までに服用した場合、妊娠は成立せず、成立しても胎児への影響はないと考えられ、同様に、最も注意を要する絶対過敏期であっても薬剤が飲食物に含まれる程度の危険度の低い場合も影響を懸念する必要はないと思われます。

このように、薬剤使用による胎児への影響を考える場合、薬剤自身の危険度と共に、使用時の妊娠時期が重要となります。薬剤の胎児への影響を把握する目安として、薬剤自身の危険度および服用時期の危険度を各々 0 〜 5 点の 5 段階に分類し、その積で危険度を総合評価する方法が報告されています[1]。この方法では 25 点が最も危険度が高いという評価になります。この他にも妊娠中の薬剤使用の安全性評価には種々の情報源があり[2]、

最新の情報源に基づき、その危険度を判断していく必要があります。

　一般的に入手しやすい情報源は、添付文書です。

　薬剤の添付文書には医薬品を適正に使用するうえで必要な注意事項が記載されています。その中の「妊婦、産婦、授乳婦等への投与」の項には次のような記載があります。

①妊娠または妊娠している可能性のある婦人には投与しないこと

②妊娠または妊娠している可能性のある婦人には投与しないことが望ましい

③治療上の有益性が危険性を上回ると判断された場合のみに投与すること

④無記載

　添付文書は薬剤使用の可否の判断材料となるもので、①および②の記載がなされている場合は、使用しないのが基本です。また、③の場合の使用は、医療現場の裁量に任されるものですが、患者への説明とその同意が必要でしょう。

　妊婦を対象とした臨床試験結果がない以上、このように添付文書の記載事項を基本とし、必要に応じて上述の評点化による危険度の総合評価加味し、個別に薬剤の使用を判断して行く必要があります。治療上、服用が不可欠な場合は、専門医と相談し、影響の少ない薬剤への変更、疾患が治癒するまでの避妊などの計画妊娠が必要です。

**2部／薬理学**

## まとめ

● 妊娠中の薬物療法に際しては、薬剤の催奇形性・胎児毒性に留意する必要があります。

● 基本的に催奇形性・胎児毒性が報告されている薬剤の妊娠中の女性への投与は避ける必要があります。

● 薬剤使用の可否は、添付文書や評点化された危険度の総合評価を参考に、個別に判断する必要があります。また、治療上の観点から服用が不可欠な場合は、代替薬を用いるなどの対応が必要です。

（橋本 光正）

**参考文献・資料**

1） 林 昌洋, 他（編）. 実践 妊娠と薬 第2版. じほう. 2010.
2） 愛知県薬剤師会 妊婦・授乳婦医薬品適性使用推進研究班（編）. 妊娠・授乳と薬のガイドブック. じほう. 2019.

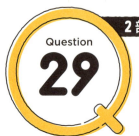

## 2部 薬理学

# Question 29 片頭痛の薬は、必ず予感時にのむんだよね？

予感時に服用しない片頭痛治療薬もあります。

## 片頭痛について

　片頭痛は、脈打つようなズキズキする痛みが特徴の頭痛で、頭の片側に生じることもあれば、両側に現れることもあります。頭痛の前兆として、特徴的な光が見えたり、感覚が鈍くなったり、言語障害が現れることがあります。通常は、前兆が現れてから1時間以内に頭痛発作が現れます。一方、前兆が現れない場合もあります。片頭痛治療薬には、頭痛発作を予防する薬と発作時に服用する薬があります。

## 頭痛発作を予防する薬について

　頭痛発作を予防する薬は、頭痛がない日もあらかじめ服用する薬で、発作を起こりにくくしたり、起こったとしても痛みを軽減させたりする効果があります。ただし、発作が多い場合（月2回以上）や、頭痛がひどすぎる場合、発作時の治療だけでは日常生活に支障をきたす場合にのみ用いられます。症状の有無にかかわらず毎日決まった時間に服用します（ 図1 ）。予防薬にはアドレナリンβ遮断薬、抗てんかん薬、抗カルシトニン遺伝子関連ペプチド（CGRP）抗体薬などが用いられます（ 表1 ）。

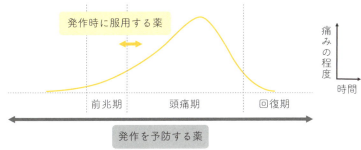

**図1** 片頭痛治療薬の服用タイミング

**表1** 代表的な片頭痛治療薬

| | カテゴリー | 一般名 |
|---|---|---|
| 予防薬 | アドレナリンβ遮断薬 | プロプラノロール |
| | 抗てんかん薬 | バルプロ酸ナトリウム |
| | 抗CGRP抗体薬 | ガルカネズマブ |
| 発作治療薬 | トリプタン系薬 | リザトリプタン |
| | ジタン系薬 | ラスミジタン |
| | NSAIDs | ロキソプロフェンナトリウム |

## 頭痛発作時に服用する薬について

　頭痛発作時に服用する薬のうち、トリプタン系の薬は発作の前兆段階で服用することで、その後現れる頭痛を抑える効果があります。また、ジタン系の薬はトリプタン系と使用方法は同じですが、片頭痛の痛みが出てからでも鎮痛効果を発揮します[1,2]。一方、発作が比較的軽度な場合、非ステロイド性抗炎症薬（NSAIDs）などの鎮痛薬が用いられます。

### まとめ

- 片頭痛治療薬の中でも発作時に服用する薬は、予感時に服用することでその後現れる痛みを軽減することができます。近年、痛みが現れてからでも効果を発揮する薬もできました。発作を予防する薬は、頭痛がない日でも服用することができます。

（古林 創史）

**参考文献・資料**

1) エーザイ株式会社. マクサルト®錠 10 mg 添付文書第 1 版（2020 年 7 月改訂）
2) 第一三共株式会社. レイボー®錠 50 mg 第 3 版（2023 年 5 月改訂）

# 2部 薬理学

## Question 30 狭心症の薬で頭痛や血圧低下が起こるのは、なぜ？

**Answer** 狭心症は、心臓の筋肉（心筋）に血液を送る冠血管（冠動脈）が狭くなることにより起こります。この冠血管を広げる目的で血管拡張薬を用いると、血圧低下や脳血管拡張による頭痛（片頭痛）、めまいが生じることがあります。

狭心症は、心筋に血液を供給する冠血管が、痙れん状態（れん縮）や動脈硬化による閉塞が原因で生じます。一時的に心筋が酸素不足になることから、胸の痛みや圧迫感を生じます。

初期では数分以内に症状が治まりますが、放置すると冠血管が完全に閉塞して心筋梗塞に移行します。

## NO産生薬

有効な薬として、冠血管拡張薬が用いられます。硝酸イソソルビドやニトログリセリンは、体内で一酸化窒素（NO）を産生する薬物です。NOは、生体内では血管内皮細胞によりつくられるガスの一種で、強い血管拡張作用を示します。作用発現が速いため、発作時に用いられます。ニトログリセリンは、アルフレッド・ノーベルが発明したダイナマイトの原料ですが、発明当時、ダイナマイト工場で働く狭心症を患う作業員が自宅で起こる発作が工場では起こらないと話すことが、ニトログリセリンが医薬品として狭心症に用いられるきっかけになったとの逸話があります。ニトログリセリンは、代謝を受けずに心臓に到達するように、舌下錠や貼付剤として用いられています。

## カルシウムチャネル阻害薬

狭心症には、アムロジピンなどのカルシウムチャネル遮断薬が用いられます。この薬物は、血管平滑筋のカルシウムチャネルを遮断することにより血管拡張を引き起こします。作用が比較的長時間持続しますので、狭心症の予防目的で非発作時に用いられます。

硝酸薬もカルシウムチャネル遮断薬も共に冠血管拡張作用を示しますが、同時に他の血管組織にも作用し、血管拡張を引き起こします。そのため、末梢血管の拡張では血圧低下を、中枢での血管拡張は片頭痛を引き起こすことがあります。

### まとめ

- 狭心症を引き起こす冠血管のれん縮と閉塞に対して使用する血管拡張薬は、全身の血管を拡張する作用も示すため、血圧低下や片頭痛を引き起こします。

（野部 浩司）

# 2部／薬理学

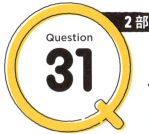

**Question 31**

リン吸着薬（セベラマー）での腸閉塞に注意するのは、なぜ？

**Answer**

慢性腎臓病や副甲状腺機能低下症などの患者では、高リン血症を引き起こすことがあります。基本的に無症状ですが、高カルシウム血症を伴うことも多く、これらが組織へのカルシウム沈着と石灰化を介して心血管系障害の原因となります。治療の一つとしては、リン吸着剤を用いて腸内でリンと水分を吸着して排泄させる方法が用いられます。高リン血症治療には効果的ですが、同時に腸内で膨潤したリン吸着薬が極度の便秘や腹部膨満感を引き起こし、それが腸閉塞や腸管穿孔（腸に穴があく）を引き起こします。死亡例も報告されていることから、服薬開始時に腹部の変調に注意することを伝える必要があります。

　高リン血症とは血清リン濃度が上昇する疾患です（4.5mg/dLを上回った状態）。高リン血症の多くは、慢性腎不全により腎機能が低下してリンの排泄ができなくなることにより起こります。自覚症状はありませんが、高リン血症が続くと、副甲状腺ホルモンが過剰に分泌されます。これにより、骨のカルシウムが血液中へと溶け出し、骨がもろくなって骨折しやすくなります。また、過剰なリンと骨から溶け出たカルシウムが結合して、血管の壁に沈着して石灰化を起こします。循環器系組織の石灰化は、多くの心血管疾患の原因となります。これらのことから、高リン血症の患者には、リンを含む

225

食事管理に加えて積極的にリンを体外に排泄するための薬が用いられます。

　治療薬として、腸内でリンを吸着してそのまま排泄するリン吸着薬が用いられます。リン吸着薬には、カルシウム含有製剤やカルシウムを含まないポリマータイプなど、数種類が存在します。この中でセベラマー錠は、カルシウムを含まないポリマー型のリン吸着薬で、腸内において効率的に食物中のリンを吸着して血液中へのリン吸収を抑制します。このポリマーは、大量のリンとカルシウムを水と共に吸着する際に膨潤して体積が増加します。腸管内で膨潤しますので、内容物が腸内で停滞し、腸管壁を圧迫することになります。これが過度の便秘や腹部膨満感の原因となります。さらに、膨潤が進むと腸管が詰まり（腸閉塞）、場合によっては消化管の壁が損傷して穴があき（腸管穿孔）、内容物が腹腔に漏出して激痛を伴う腹膜炎を引き起こすこともあります。

　服薬に当たっては、患者自身が排便状況を確認すると共に、腹部の違和感が生じたら速やかに受診することを説明します。

### まとめ

● 高リン血症は、慢性腎不全患者において認められ、副甲状腺ホルモンの過剰分泌促進より、骨のカルシウムが血液中へと溶け出します。さらに、これらのリンとカルシウムが血管に沈着すると、心血管系疾患のリスクが上がります。

---

● セベラマー錠は腸管内でリンを吸着するポリマーであるため、腸管内で膨潤して過度の便秘や腹部膨満感の原因となります。腸閉塞や腸管穿孔を引き起こすこともありますので、注意が必要です。

（野部 浩司）

2部／薬理学

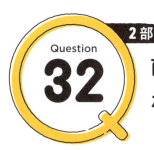

## 2部 薬理学

## 前立腺肥大の薬で射精障害が起こるの？

前立腺は、膀胱の下部に尿道を取り巻くように位置しています。この前立腺が肥大すると、内側の尿道が圧迫されて排尿障害が起こります。前立腺肥大の治療では、尿道への圧迫を軽減するため弛緩作用のある薬を用います。しかしながら、前立腺周辺の内尿道括約筋も弛緩してしまうため、射精時に必要な尿道内の圧力が得られずに射精障害を引き起こすことがあります。

　前立腺は膀胱の下部に位置し、尿道を取り囲んでいます。その役割は不明な点が多くありますが、前立腺液を精液中に分泌して、精子の保護や運動機能を助けるとされています。この前立腺が肥大すると、尿道が圧迫されて尿が出にくくなる排尿障害が起こります。

　この前立腺が肥大する原因についても未だ十分に解明されていませんが、加齢や肥満、生活習慣病などに合併しやすいとされています。

　初期の前立腺肥大症には、薬物治療が行われます。使用される薬としては，前立腺に選択性の高いアドレナリン$\alpha_1$受容体遮断薬（タムスロシンなど）や、前立腺や尿道、平滑筋を直接弛緩させるホスホジエステラーゼ５阻害薬（タダラフィルなど）が用いられます。また、男性ホルモンのテストステロンが、前立腺肥大の増悪因子であることから、その作用を抑制する$5\alpha$還元酵素阻害薬も用いられます。

　これら治療薬は、前立腺だけでなくその周辺の尿道や内尿道括約筋の収縮にも影響を与えます。排尿時にこれらの薬が尿道や内尿道括約筋を弛緩させることは、尿が出にくくなっている前立腺肥大症の患者にとってメリットと

227

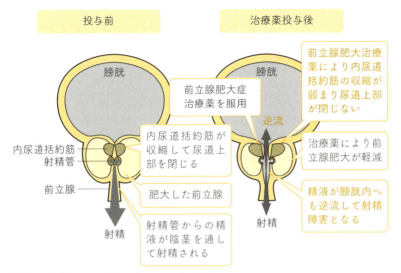

図1　前立腺肥大症治療薬による射精障害

いえます。しかしながら、末梢血管が過度に弛緩すると低血圧のリスクも生じます。

　さらに性機能について、通常の射精では、前立腺が位置する尿道に、精巣および精囊からつながる射精管が開口していて、精液はここから尿道、陰茎を介して射精されます（図1）。このとき、内尿道括約筋は収縮して膀胱とつながる尿道を閉じて精液が膀胱側に逆流するのを防ぎます。

　しかしながら、前立腺肥大症の薬を服用している患者では、尿道が拡張しており、さらに内尿道括約筋の収縮が不完全となることで、精液が膀胱側に逆流してしまいます。精液と尿の混在は特に問題を生じることはありませんが、本来の射精が十分に行われないことになります。そのため、前立腺肥大症治療薬の服用が射精障害を引き起こす可能性があるとされています。

　なお、前立腺肥大症が増悪して強く尿道を圧迫する場合は、外科的な治療を行います。手術は尿道から内視鏡を挿入し、内視鏡の先端に装着した電気メスで肥大した前立腺を尿道側から切除します。これは、前立腺肥大症に対する標準的な外科的治療になりますが、この処置で内尿道括約筋も部分的に切除されてしまいますので、薬物療法と同様に上記の射精障害が起こることがあります。

## まとめ

● 前立腺肥大症は、尿道の圧迫による排尿障害を生じます。排尿を円滑に行うために、前立腺および尿道、内尿道括約筋を弛緩させることが有効です。

● 尿道や内尿道括約筋が弛緩傾向を示すことにより、射精時に精液が膀胱側に逆流する現象が起こります。これにより十分な射精が行われず射精障害となります。

（野部 浩司）

## 2部 薬理学

### Question 33
### 脂質異常症の薬で起こる横紋筋融解症ってどんな症状で、何に注意するの？

**Answer**
脂質異常症の治療薬による横紋筋融解症は、筋肉痛、筋力低下、尿の色が赤褐色（ミオグロビン尿）になるといった症状が現れます。筋肉内の物質が血液中に放出されるため、血液中のクレアチニンキナーゼ（CK）や尿中ミオグロビンなど上昇に注意が必要です。

　アトルバスタチンなどのスタチン系と呼ばれる脂質異常症治療薬は、HMG-CoA還元酵素を阻害することで、アセチルCoAからメバロン酸への代謝を阻害し、肝臓中のコレステロール合成を抑制します。それにより、コレステロールとトリグリセリドなどから形成されるリポタンパク質の産生や分泌を抑制します[1]。

　また、肝臓中のコレステロール合成が抑制されることにより、肝細胞膜のLDL受容体の発現量が増加し、血中のLDLの取り込みが促進します。その結果、血中コレステロールが低下します（**図1**）。

　スタチン系薬物の副作用の一つである横紋筋融解症は、骨格筋が壊死することで、筋肉痛や脱力感などの症状が現れます。スタチン系薬物は、結果的にコレステロールの合成中間体であるファルネシルピロリン酸の合成を抑制し、タンパク質の細胞膜への結合を促進させる修飾の一つである、タンパク質のプレニル化を抑制し、横紋筋融解症が生じます[1]。

　また、ミトコンドリアの酸化的リン酸化経路を調節する因子であるユビキノン（コエンザイムQ10; CoQ10）を減少させると報告されています[1]。これらの作用は、骨格筋を壊死させ、ヘムタンパク質の一つであり筋肉の成分であるミオグロビンを血中に遊離させます。その結果、横紋筋融解症が発症します。

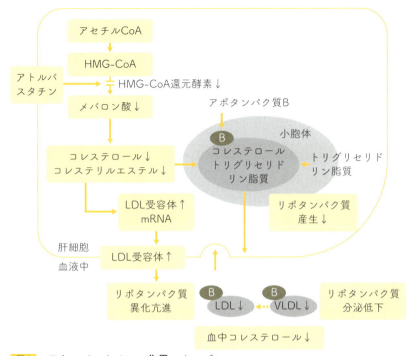

**図1** アトルバスタチンの作用メカニズム
ヴィアトリス製薬株式会社．リピドール®錠インタビューフォーム第1版（2021年8月）より引用

　血中のミオグロビンが増加すると、尿細管閉塞の原因となることが知られており、急性腎障害などの重篤な腎障害へ発展する可能性があります。したがって、スタチン系の脂質異常症治療薬の副作用として、横紋筋融解症や腎機能障害が生じることがあります。

　横紋筋融解症は、筋肉痛、脱力感、CK上昇、血中および尿中ミオグロビン上昇を特徴とします。また、ミオパチーが現れることがあるので、広範な筋肉痛、筋肉圧痛や著明なCKの上昇が現れた場合には投与を中止することとなっています。

　横紋筋融解症の診断には、筋痛や脱力といった症状、CKの基準値の10倍以上の上昇、そしてミオグロビン値の上昇が重要です。本邦の後ろ向きの解析では、新規にスタチン系薬物を投与された18,036人の患者のうち、筋障害の診断があったものが23人、血液検査にてCKが10倍以上の上昇を認めたものが16例、両方認めたものが4例であったと報告されています[2]。

このように、スタチン系薬物による横紋筋融解症の発症頻度は少なく、稀な副作用と考えられるため、必要以上に恐れる必要はありません。一方、わずかながらにも横紋筋融解症を生じる恐れがあるため、広範な筋肉痛、筋肉圧痛や著明な CK の上昇が現れた場合には投与を中止することとなっています。

## まとめ

● スタチン系薬物の副作用の一つである横紋筋融解症は、骨格筋が壊死することで、筋肉痛や脱力感などの症状が現れます。

● 横紋筋融解症は、筋肉痛、脱力感、CK 上昇、血中および尿中ミオグロビン上昇を特徴とします。

（柴田 佳太）

**参考文献・資料**

1) ヴィアトリス製薬株式会社. リピドール®錠インタビューフォーム第 1 版（2021 年 8 月）
2) Needham M, et al. Statin myotoxicity: a review of genetic susceptibility factors. Neuromuscul Disord. 2014; 24: 4-15.
3) Chang CH, et al. Assessment of statin-associated muscle toxicity in Japan: a cohort study conducted using claims database and laboratory information. BMJ Open. 2013; 3: e002040.

## 2部／薬理学

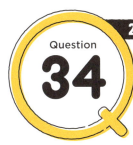

Question 34 認知症治療薬で、パーキンソン症状が悪化するの？

一部の認知症治療薬はパーキンソン症状を悪化させる恐れがあります。

## 認知症治療薬について

認知症治療薬にはコリンエステラーゼ（ChE）阻害薬であるドネペジル、リバスチグミン、ガランタミンと N-メチル-D-アスパラギン酸（NMDA）型グルタミン酸受容体遮断薬であるメマンチンなどがあります。このうち、前者の ChE 阻害薬がパーキンソン症状を悪化させる可能性があります。

## パーキンソン症状について

パーキンソン症状とは、手足の震えや筋肉のこわばり、動きの鈍化などの症状を指し、大脳基底核にある線条体においてドパミンが減少することで引き起こされると考えられています。ドパミンは、黒質緻密部から伸びたドパミン作動性神経から線条体に分泌され、アセチルコリン作動性神経の働きを抑制し、アセチルコリン（ACh）の分泌を抑制しています。線条体におけるアセチルコリンは GABA 作動性神経を活性化することで最終的に運動野を抑制し、運動機能を負に調節しています[1]。

線条体におけるドパミン作用の低下が、アセチルコリンおよび GABA の働きを促進させ、運動機能の抑制を導きます。

233

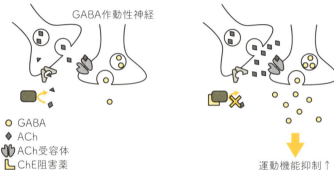

**図1** ChE阻害薬によるパーキンソン症状の悪化

## ChE阻害薬とパーキンソン症状について

　ChE阻害薬は、AChを分解するChEを阻害することでAChの濃度を高める働きがあります（ **図1** ）。前述のようにパーキンソン病の患者は線条体においてAChの働きが亢進しています。ChE阻害薬によりAChの濃度が高まると、運動機能の抑制がさらに増強され、パーキンソン症状が増悪化します。

> **まとめ**
> - 認知症治療薬のうち、ChE阻害薬がパーキンソン症状を悪化させる可能性があります。

（古林 創史）

**参考文献・資料**
1) Kim EB, et al. Ganong's Review of Medical Physiology 25th Edition. McGraw Hill Education. 2015. p.244.

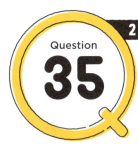

## 2部 薬理学

# Question 35
## うつ病の治療薬で血糖値が上がるっていうけど、どんな関係があるの？

 抗うつ薬の中には血糖値を上げるものがあります。

## 抗うつ薬について

　抗うつ薬には、三環系抗うつ薬、四環系抗うつ薬、選択的セロトニン再取り込み阻害薬（SSRI）、セロトニン・ノルアドレナリン再取り込み阻害薬（SNRI）、ノルアドレナリン・特異的セロトニン作動性抗うつ薬（NaSSA）が存在し、その内 SSRI、SNRI、NaSSA のいずれかが第一選択薬として単剤で用いられます。

　うつ病の患者の脳では、神経伝達物質であるノルアドレナリンやセロトニンなどの分泌量が減少しており、抗うつ薬はそれらの働きを増強させることでうつ症状を改善させます。独立行政法人医薬品医療機器総合機構が提供している医薬品副作用データベース（Japanese Adverse Drug Event Report database〈JADER〉）を用いた研究により、抗うつ薬の服用により2型糖尿病の発症リスクが上昇することが示唆されています[1]。

## 三環系抗うつ薬について

　三環系抗うつ薬は、セロトニン作動性神経終末に存在するセロトニントランスポーターを阻害することで、神経終末から分泌されたセロトニンが神経に取り込まれるのを抑制します。また、アドレナリン作動性神経終末に存在するノルアドレナリントランスポーターを阻害することで、神経終末から分泌されたノルアドレナリンが神経に取り込まれるのを抑制します。これらの

働きにより分泌されるノルアドレナリンやセロトニンの量を相対的に上げ、抗うつ作用を発揮します。

一方、三環系抗うつ薬の多くはセロトニン HT2c 受容体を遮断する作用があります。この受容体は食欲を負に調節することが知られています。三環系抗うつ薬を服用した患者は食欲が増進し体重が増加することが分かっていますが、これはセロトニン HT2c 受容体遮断作用が原因ではないかと考えられています。食欲増進作用が血糖値の上昇につながるのではないかと考えられています。

## 四環系抗うつ薬について

四環系抗うつ薬は、ノルアドレナリントランスポーターを阻害することで、アドレナリン作動性神経の終末から分泌されたノルアドレナリンが神経に取り込まれるのを抑制します。また、神経終末からのノルアドレナリン分泌を促進させる作用もあります。一方、四環系抗うつ薬を服用した患者も食欲増進と体重増加が報告されており、三環系抗うつ薬と同様セロトニン HT2c 受容体の遮断作用が原因ではないかと考えられています。

## SSRI について

SSRI は、セロトニン作動性神経終末に存在するセロトニントランスポーターを阻害することで、神経終末から分泌されたセロトニンが神経に取り込まれるのを抑制します。メカニズムは明らかになっていませんが、SSRI のうちエスシタロプラムは血糖値を下げ、パロキセチンやセルトラリン、フルボキサミンは血糖値を上昇させることが知られています[2-4]。

## SNRI について

SNRI は、SSRI と同様にセロトニン作動性神経終末に存在するセロトニントランスポーターを阻害することで、神経終末から分泌されたセロトニンが神経に取り込まれるのを抑制しますが、アドレナリン作動性神経終末に存在するノルアドレナリントランスポーターを阻害することで、神経終末から分

# 2部／薬理学

泌されたノルアドレナリンが神経に取り込まれるのを抑制します。SNRI のうちミルナシプランは血糖値を下げ、デュロキセチンは血糖値を上昇させることが知られています。

## NaSSA について

NaSSA は、アドレナリン作動性神経終末からのノルアドレナリン分泌や、セロトニン作動性神経終末からのセロトニン分泌を促進させることで、抗うつ作用を発揮します。NaSSA であるミルタザピンは、血糖値を上昇させることが知られています。

### まとめ

- 抗うつ薬の使用と 2 型糖尿病の発症に関連性があることが示唆されています。また、メカニズムは明らかになっていませんが、抗うつ薬の中には血糖値を上昇させるものがあります。

（古林 創史）

**参考文献・資料**

1) 向井潤一ら. JADER を用いた抗うつ薬による高血糖／糖尿病の発症の可能性に関する検討. Yakugaku Zasshi. 2020; 140: 591-598.
2) Heidemarie A, et al. Diabetes mellitus and comorbid depression: improvement of both diseases with milnacipran. A replication study (results of the Austrian Major Depression Diabetes Mellitus study group). Neuropsychiatr Dis Treat. 2012; 8: 355–360.
3) Thahesh T, et al. The Association Between Selective Serotonin Reuptake Inhibitors and Glycemia: A Systematic Review and Meta Analysis of Randomized Controlled Trials. Psychosom Med. 2019; 81: 570-583.
4) Meng H, et al. Metabolic influences of commonly used antidepressants on blood glucose homeostasis. Indian J Pharm Sci. 2019; 81: 188-199.

Q 35 うつ病の治療薬で血糖値が上がるっていうけど、どんな関係があるの？

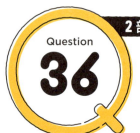

2部 薬理学

# バイオシミラーって何？

バイオシミラーとは、すでに承認されている先行バイオ医薬品の特許期間・再審査期間満了後に販売される先行バイオ医薬品と同等、同質の製品です。

　医薬品の多くは化学合成によりつくり出されたものですが、近年の遺伝子組換え技術や細胞培養技術の進展により、これらバイオテクノロジーの技術を応用して創生された医薬品をバイオ医薬品と呼びます。生体内で不足しているタンパク質や標的分子への特異性が高く、がんや自己免疫疾患などに優れた治療効果を示す、抗体医薬品などがこれに該当します。

　先発医薬品の知的財産権は、特許で保護されています。この特許期間、さらに再評価期間が終了後に発売される先発医薬品と同じ有効成分で効能効果、用法用量が同一の医薬品を後発医薬品と呼びます。後発医薬品の発売時の薬価は、原則先発医薬品の70％で医療費の軽減ができるため、近年、広く使用されています。これと同様に、先発バイオ医薬品の特許期間・再評価期間が終了後に発売され、同等の効能効果、用法用量で使われる、言い換えればバイオ医薬品の後発品をバイオシミラーと呼んでいるのです。実際、保険診療上、原則として価格は先行バイオ医薬品の70％に設定されているので、後発医薬品同様、患者負担の軽減や国民医療費の削減につながると考えられます。

　それではなぜ、バイオシミラーは後発医薬品と区別されているのでしょうか。それは薬事承認上、後発品と別の扱いを受けるためです。

　表1 に示すように、新規医薬品の申請には多くのデータが必要です。そのため、開発にはおよそ10年の年月と多くの経費が必要となります。ところが、後発医薬は、「規格および試験方法」「加速試験」「生物学的同等性試

## 2部／薬理学

**表1　医薬品申請に必要なデータ**

| 項目 | | 新規医薬品 | 後発医薬品 | バイオシミラー |
|---|---|:---:|:---:|:---:|
| 起源、発見の経緯 外国における使用状況 | | ○ | × | ○ |
| 製造法 規格および試験方法 | 構造決定、物理化学的性質 | ○ | × | ○ |
| | 製造法 | ○ | △ | ○ |
| | 規格および試験方法 | ○ | ○ | ○ |
| 安定性試験 | 長期保存試験 | ○ | × | ○ |
| | 苛酷試験 | ○ | × | △ |
| | 加速試験 | ○ | ○ | △ |
| 薬理試験 | 効力を裏付ける試験 | ○ | × | ○ |
| | 安全性薬理試験 | ○ | × | × |
| | その他 | △ | × | × |
| 薬物動態試験 | 吸収 | ○ | × | △ |
| | 分布 | ○ | × | △ |
| | 代謝 | ○ | × | △ |
| | 排泄 | ○ | × | △ |
| | 生物学的同等性 | × | ○ | × |
| | その他 | △ | × | × |
| 安全性試験 | 単回投与毒性試験 | ○ | × | △ |
| | 反復投与毒性試験 | ○ | × | ○ |
| | 遺伝毒性試験 | ○ | × | × |
| | がん原性試験 | △ | × | × |
| | 生殖発生毒性試験 | ○ | × | × |
| | 局所毒性試験 | △ | × | △ |
| | その他 | △ | × | △ |
| 臨床試験 | | ○ | × | ○ |

○：必要　△：医薬品ごとに判断　×：不要

**Q36 バイオシミラーって何？**

験」の3つのデータで申請できます。時間を要する安全性試験や臨床試験を実施する必要はなく、安定性試験もその一部は省略可能です。なぜなら、後発医薬品は、先発品と形や大きさ、味や香りなどが異なる場合がありますが、有効成分の種類と量が同じであり、有効性・安全性はすでに先発医薬品において確認されているため、試験の必要がないと考えられているからです。その代わり、先発医薬品と同等の効果・作用を持つことを証明するための生物学的同等性試験が必要となります。生物学的同等性試験では、原則的には、先発医薬品と後発医薬品のヒトでの血中濃度推移などについて、同等

239

性を確認します。

　保険診療上は同じ後発品の扱いになるのですが、バイオシミラーの申請に必要なデータは、**表1**（p.239）に示す通り、一部省略可能な部分もありますが、基本的に新規医薬品の場合と変わりません。安全性試験、薬理試験、薬物動態試験などの非臨床試験により同等性／同質性を検証したうえで、臨床試験により有効性・安全性の同等性を検証しなければなりません。これは、化学合成されたものと異なり、アミノ酸配列などの有効成分の構造は同じでも、バイオ医薬品は動物細胞を用いて創生するため、ホスト細胞系や製造プロセスによりその糖鎖あるいは夾雑物などが異なり、それが効果や安全性に影響を及ぼす可能性が否定できないためです。

　バイオ医薬品はこれまでの低分子化合物では十分な効果が得られなかった疾患にも有効ですが、開発にコストがかかるため薬価も高くなります。バイオシミラーの承認には新規医薬品の承認に準ずる資料が要求されますが、前述のように、薬価が先行医薬品の70%に抑えられるため患者負担は軽減され、その結果、優れた医療の提供につながっていくでしょう。

## まとめ

● バイオシミラーとは、先行バイオ医薬品の特許期間・再審査期間満了後に販売される先行バイオ医薬品と同等、同質の製品です。承認のためには、後発医薬品と異なり、先行医薬品との同等性／同質性を検証したうえで、臨床試験により有効性・安全性の同等性を検証しなければなりません。

● 発売時の薬価は原則先行医薬品の70%に抑えられるため、患者負担は軽減され、優れた医療の提供につながっていくでしょう。

（橋本 光正）

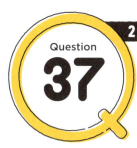

## 2部／薬理学

### Question 37　痛風を抑制する薬で痛風発作が起こることがあるの？

痛風は血液中の尿酸が増加し、関節腔などで結晶化して激しい痛みを伴う炎症を引き起こします。この痛風発作時では鎮痛薬や抗炎症薬を用います。このときに血液中の尿酸値を低下させる薬を用いると、関節腔で結晶化して沈着していた尿酸結晶が脱落し、さらなる痛みや炎症を誘発します。そのため、痛風発作時には尿酸値を下げる薬は開始せず、痛風発作が治まってから使用を開始します。

　痛風は血漿尿酸値が上昇する疾患で、基準値（7 mg/dL）を越えると高尿酸血症と診断されます。この尿酸は、食物からも摂取されますが、核酸やヌクレオチドなどのプリン塩基の代謝によって体内で産生されます。高尿酸血症の原因は、遺伝的要因に加えて、肥満、ストレス、運動不足などの環境因子も大きく関わることが知られており、30〜50代の男性に好発します。ちなみに、体内で尿酸を分解することができないのは、ヒトとチンパンジーの一部のみで、他の哺乳類は、体内で尿酸を分解して排泄することができます。そのため、肉食でもライオンは痛風にはならないのです。

　高尿酸血症の状態が持続すると、針状の尿酸塩結晶が関節内に析出することにより急性関節発作が起こります。これを痛風発作と呼びます。一般にその強烈な関節の痛みから「風が吹いただけで痛い」と言われるのがこの名称の由来とされています。

　痛風発作が起こるのは、足の親指の付け根など、心臓から遠く血流が少な

い部位とされています。そして、痛風発作を繰り返すたびに足首や肘など、より大きな関節でも発作が起こるようになります。

## 急性期治療薬

痛風発作の治療は、激しい痛みと炎症の改善が優先されます。そのため、非ステロイド性抗炎症薬（NSAIDs）の使用が推奨され、短時間での高頻度投与（パルス療法）も行われています。

痛風発作は、血漿尿酸値の上昇が原因ですので、速やかに尿酸値を下げることが有効と考えがちですが、痛風発作時に薬を用いて急激に尿酸値を低下させると、痛風発作を増悪・延長させてしまいます。この理由についての詳細は不明ですが、関節腔中に析出・沈着した尿酸結晶が、尿酸値を下げる薬を使用することにより再度溶け出し、その際に沈着した結晶が脱落し、関節腔内を刺激することでさらなる炎症反応を惹起すると考えられています。

したがって、痛風発作が起こった際には、直ちに尿酸値を低下させる薬を服用開始することは避けなければなりません。これまで継続的に尿酸値を下げる薬を服用していた患者については服用中止も痛風発作に影響するので、継続して同様の服薬をするようにします。

## 尿酸降下薬のタイミング

高尿酸血症患者では、痛風発作の予防のため尿酸値を下げる薬が用いられます。代表的な薬としては、尿酸合成を抑制する薬（フェブキソスタットなど）と、尿酸を尿中に排泄する尿酸排泄薬（ベンズブロマロン、ドチヌラドなど）が用いられます。また、酸性物質である尿酸の排泄を助けるため、尿をアルカリ化する尿アルカリ化薬も用いられ、これらは併用することも可能です。

痛風発作では、激しい痛みと炎症を軽減するために非ステロイド性抗炎症薬（NSAIDs）が使用されますが、アスピリンの使用は禁忌とされています。こちらについてもメカニズムは不明ですが、アスピリン自体に血漿尿酸値を変化させる作用があるため、痛風発作時に鎮痛・抗炎症の目的でアスピリンを用いると、前述と同じように痛風発作を増悪・延長することになります。

**2部／薬理学**

そのため、インドメタシンやロキソプロフェンなどが用いられます。

　このように、高尿酸血症や痛風発作においては、使用する薬によって症状を悪化させる可能性が含まれているので注意が必要です。

## まとめ

●痛風は血漿中の尿酸値が高まり、関節腔で析出することにより急性関節炎を引き起こします。発作時には抗炎症と鎮痛を目的とする治療が優先されます。尿酸値を下げる薬の服用は、さらなる痛風発作を引き起こす可能性があるので注意が必要です。

●痛風発作による痛みと関節炎には、NSAIDs が有用ですが、アスピリンのみ血漿尿酸値を変化させる作用があるので、使用することはできません。

（野部 浩司）

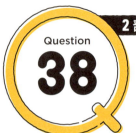

## 2部 薬理学

## Question 38 漢方薬を服用する際に注意が必要なお菓子があるの？

漢方薬を服用する際には、甘草（グリチルリチン）、シナモンを含んでいるお菓子や食品の摂取に注意する必要があります。

　漢方薬は、複数の生薬を一定の配合で組み合わせた製剤で、多くの種類があります。また、配合される生薬も多岐にわたりますが、マメ科のウラル甘草などを基原とする「甘草」は、多くの漢方薬に含まれています。漢方薬というと有害作用はないと思われがちですが、漢方薬でも重篤な副作用が起きることがあります。甘草を含む漢方薬で注意しなければならないのは、「偽アルドステロン症」です。

　アルドステロンは、副腎皮質から分泌されるホルモンで、腎臓に作用してナトリウムと水の再吸収を促進し、循環血漿量増加を促し血圧を上昇させる作用があります。しかし、アルドステロンが過剰に分泌されると、ナトリウム再吸収およびカリウムの排泄が促進され、高ナトリウム血症、低カリウム血症となります。その結果、水分の貯留により浮腫、高血圧、脱力感あるいは手足のしびれなどの症状が現れることがあります。この疾患が原発性アルドステロン症です。一方、原発性アルドステロン症と同じような症状を呈するにもかかわらず、アルドステロンが高値を示さない病態が偽アルドステロン症です。偽アルドステロン症の主な原因は、甘草やその主成分であるグリチルリチン酸を含む医薬品の服用です。甘草の過剰摂取により、偽アルドステロン症が引き起こされることがあります。

　図1 に示すように、アルドステロンは鉱質コルチコイド受容体に結合して作用を発現します。一方、副腎皮質からはアルドステロンの他にコルチゾールと呼ばれるホルモンも産生されています。このコルチゾールも鉱質コ

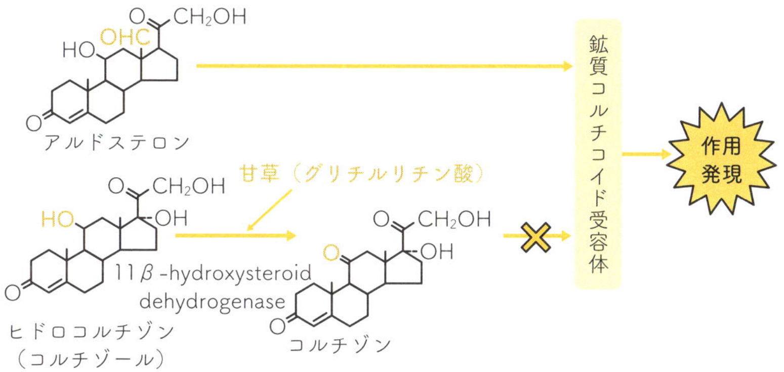

## 2部／薬理学

**図1** 偽アルドステロン症発症の仕組み

ルチコイド受容体に結合し、アルドステロン同様の作用を発現させることができます。しかし、通常では、11$\beta$-hydroxysteroid dehydrogenase と呼ばれる酵素がコルチゾールをコルチゾンという不活性体に変換し、コルチゾールが鉱質コルチコイド受容体に作用することを妨げています。一方、甘草に含まれるグリチルリチンはこの酵素を阻害する作用を持っているため、服用時にはその酵素阻害作用によりコルチゾールが上昇し、過度アルドスレロン活性が見られるようになるのです。

　以前は、甘草なら1日5g、グリチルリチン酸なら1日200mg が医薬品としての最大配合量とされていましたが、現在甘草上限に関して特に定めはありません。しかし、偽アルドステロン症発症には用量依存性が認められ、甘草1g での副作用の発生率は1％程度であるのに対し、6g になると11％になるなど急激に頻度が増加することが報告されています[1]。このように、1日の甘草使用量が増えるほど偽アルドステロン症の可能性が高まることが明らかになっています。

　甘草は「甘」という文字のごとく砂糖の150倍甘いとされ、漢方薬の他に甘味料としてお菓子などの食品にも含まれています。そのため、漢方薬服用時に甘草が含まれるお菓子を摂取すると、グリチルリチン酸の過剰摂取となるおそれがあります。特に、むくみのある人、心疾患・腎疾患を有する人、高血圧の人は注意が必要です。

　甘草を含むお菓子の代表としては、「リコリス菓子」が挙げられます。日本

ではなじみの薄いお菓子ですが、スペインカンゾウの根およびアニスオイルで味付けされた菓子で、ヨーロッパや北米では幅広い人気があります。グミのような弾力感、何より、黒々とした見た目が特徴です。日本では目にすることも少なく、食感・味などが日本人には合わないと言われ、摂取する機会は少ないかと思います。しかし、甘草抽出物は、しょう油、みそ、漬物、つくだ煮、清涼飲料水、魚肉ねり製品、氷菓、乳製品など広範囲に使われています。こちらは知らず知らずのうちに摂取していることもあるのではないでしょうか。

　また、シナモンは、独特の香りと味により、アップルパイやロールケーキなどの菓子やカプチーノなどに広く利用されている香辛料です。シナモンはカシア、セイロンニッケイなどの植物から生成されますが、カシアの樹皮または周皮の一部を除いて乾燥したものを桂皮（若い枝由来のものは桂枝）と呼び、広く漢方製剤に配合されています。シナモン（桂皮）の芳香成分であるクマリンには肝障害を引き起こす可能性が指摘されています。桂皮配合漢方製剤服用患者のクマリン総摂取量と肝機能値変動の検討からは、桂皮が原因と思われる肝機能障害は認められず、臨床上、漢方由来のクマリン摂取では肝機能への影響は少ないことが報告されていますが[2]、食用シナモン過剰摂取により急性肝障害を生じた症例の報告がなされています[3]。前述のように、シナモンは広く利用されている香辛料であり、シナモンを含む健康食品やサプリメントも出回っていることから、桂皮を含有する漢方製剤とこれら食品・サプリメントの併用により、クマリンの過剰摂取となるおそれがあります。

　これら漢方製剤服用時のお菓子の摂取に関しては、過剰に心配する必要はありませんが、少し気を配る必要があるでしょう。

# 2部／薬理学

## まとめ

- 漢方薬の多くには、成分として甘草が含まれており、成分であるグリチルリチン酸の過剰摂取により偽アルドステロン症が引き起こされる可能性があります。

- 甘草は甘味料としてお菓子や食品にも用いられており、漢方薬服用時に、甘草を含むお菓子・食品を摂取することにより、グリチルリチン酸の過剰摂取になる可能性もあります。

- シナモン（桂皮）の芳香成分であるクマリンは過剰摂取により肝障害を引き起こす可能性があります。

- シナモンは食材、サプリメントとして広く利用されており、桂皮配合の漢方製剤服用時のシナモンを含む食品摂取により、クマリンが過剰摂取になる可能性もあります。

- 過剰に心配する必要はありませんが、漢方薬服用時には甘草、シナモンを含むお菓子・食品の摂取に少し気を配る必要があるでしょう。

（橋本 光正）

**参考文献・資料**

1) 萬谷直樹ら. 甘草の使用量と偽アルドステロン症の頻度に関する文献的調査. 日東洋医誌. 2015; 66: 197-202.
2) 岩田直大ら. 多施設間における桂皮含有漢方薬服用患者のクマリン摂取量と肝機能への影響の検討. 日本薬学会年会要旨集 136 午会. 2015; 1; 336-336
3) 鈴木慎太郎ら. 食用シナモンの過剰摂取後に生じた急性肝障害の1例. 医と薬学. 2012; 68; 721-726.

# 索引

## ■ 数字

| | |
|---|---|
| 5-HT$_3$ 受容体 | 213 |
| 5α 還元酵素阻害薬 | 227 |

## ■ 欧文

### A
| | |
|---|---|
| all or none の法則 | 217 |

### N
| | |
|---|---|
| NK$_1$ 受容体 | 213 |

### O
| | |
|---|---|
| O/W型 | 85 |
| OD錠 | 2, 5-7, 10, 11-14, 18, 21, 26, 30 |

### P
| | |
|---|---|
| PTPシート | 56, 57 |

### S
| | |
|---|---|
| SGLT2 阻害薬 | 160, 162 |
| SPトローチ0.25「明治」 | 8 |

### U
| | |
|---|---|
| UVカットフィルム | 56 |

### W
| | |
|---|---|
| W/O型 | 85 |

### α
| | |
|---|---|
| α- グルコシダーゼ阻害薬 | 153 |

## ■ 和文

### あ
| | |
|---|---|
| アカルボース | 153 |
| アシテアダニ舌下錠 | 38 |
| アシドーシス | 159 |
| アスパルテーム | 75, 76 |
| アスピリン | 163, 187, 242 |
| アセチルコリン | 176 |
| アセトアミノフェン | 41, 42, 45, 174 |
| アゼルニジピン | 185 |
| アトルバスタチン | 230 |
| アドレナリン α$_1$ 受容体遮断薬 | 227 |
| アナフィラキシー | 39 |
| アピキサバン | 163, 181, 182 |
| アフタッチ | |
| 口腔用貼付剤 | 87, 89-91 |
| 甘味 | 71, 72, 74-76 |
| アムホテリシンB | 68 |
| アリセプトD錠 | 7, 11, 56 |
| アルピニー坐剤 | 46 |
| アルミシート | 57 |
| アレンドロン酸 | 191 |
| ── ナトリウム水和物 | 15 |
| アンヒバ坐剤 | 41, 42, 45, 46 |

### い
| | |
|---|---|
| イーフェンバッカル錠 | 8 |
| 胃潰瘍 | 12 |

痛み……188
一酸化窒素（NO）……223
一般用医薬品（OTC医薬品）
……48, 50-52
一包化……33, 35
イブプロフェン……203
いぼ……115
インクレチン関連薬……157
インスリン……123-126, 157
── 製剤……123-125
── 抵抗性……157-159
── 抵抗性改善薬……152
── 分泌促進薬……157
インドメタシン……243
インラインフィルター……99, 101

**う**

うおの目……115, 116

**え**

液剤……33, 71-76, 106, 107
壊疽……161
エドキサバン……163
エマルション……72, 84, 85
エリキシル剤……71

**お**

オイラックスクリーム……84, 85
横紋筋融解症……230
オピオイドμ受容体……174, 176
オルテクサー口腔用軟膏……87
オルメサルタンメドキソミル錠……34
オルメテックOD錠……58

**が**

外用剤……106, 107, 111

化学受容器引き金帯（CTZ）……213
割線……17
カプセル剤……30, 53, 54, 106, 107
噛み砕き……30
顆粒剤……30, 60-62, 64, 71, 77
カルシウム含有製剤……226
── 拮抗薬……184
── チャネル遮断薬……224
カロナール細粒……42, 43
眼圧……205
簡易懸濁法……9, 18
冠血管……223
乾式造粒法……61, 62
乾式打錠法……11, 12
カンジダ……68
間質性肺炎……197
肝障害……246
感染症……197
甘草……244
眼軟膏……118, 119
甘味剤……74

**き**

偽アルドステロン症……244
吸収……2-9, 12, 25, 29, 36, 37, 39, 40-45,
54, 59, 65, 68-70, 79, 80, 82, 84,
92-94, 102-105, 107, 109, 113,
118, 126-130
吸収部位……2, 5, 9, 105-107
急性関節発作……241
急性腎盂炎……161
吸入剤……106, 107
休薬期間……163

| | |
|---|---|
| 凝固薬 | 163 |
| 狭心症 | 223 |
| 虚血性心疾患 | 187 |
| 筋肉注射剤 | 106 |
| 空腹時 | 126, 129-132 |
| クマリン | 246 |
| クリーム | 83-86 |
| グリチルリチン酸 | 244 |
| クレアチニンキナーゼ（CK） | 230 |
| グレープフルーツ | 184 |
| クロピドグレル | 163 |
| クロム親和性細胞 | 213 |

**け**

| | |
|---|---|
| 経管投与 | 9, 23, 64, 65, 67 |
| 経皮吸収型製剤 | 111 |
| 痙れん状態 | 223 |
| 血液凝固因子 | 178, 179, 182 |
| 血管平滑筋 | 224 |
| 血小板 | 179, 182 |
| 血小板凝集 | 188 |
| ケトプロフェン | 209 |
| 解熱鎮痛 | 41 |
| ゲフィチニブ | 202 |
| ゲル化剤 | 87, 88, 90, 91 |
| ゲル化点眼薬 | 118 |
| 減感作療法 | 37, 39 |
| 健康被害 | 194 |
| 懸濁剤 | 72, 73 |
| 懸濁性点眼薬 | 118 |
| 懸濁用製剤 | 65 |

**こ**

| | |
|---|---|
| コアリング | 95, 96, 98 |

| | |
|---|---|
| 硬カプセル剤 | 53, 54 |
| 高カルシウム血症 | 225 |
| 高カロリー輸液（TPN） | 99 |
| 抗がん薬 | 22, 27 |
| 抗凝固薬 | 181 |
| 抗菌活性 | 69 |
| 口腔咽頭カンジダ症 | 88 |
| 口腔内崩壊錠 | 2, 7, 10, 14, 18, 23, 26 |
| 口腔用 | 89, 91 |
| 抗けいれん剤 | 41 |
| 抗血小板薬 | 163 |
| 光線過敏症 | 208 |
| 口内炎 | 87, 88, 90 |
| 高尿酸血症 | 241 |
| 後発医薬品（ジェネリック医薬品） | |
| | 48-50, 60, 238 |
| 高リン血症 | 225 |
| ゴーストピル | 2, 79, 80, 82 |
| コーティング | 61 |
| 骨吸収 | 190 |
| 骨形成 | 190 |
| 骨髄抑制 | 197 |
| 骨粗鬆症 | 190 |
| 骨粗鬆症治療薬 | 15 |
| 粉薬 | 33, 34, 60, 61, 64, 65, 67, 75, |
| | 77, 78, 81, 82 |
| 昏睡 | 160 |

**さ**

| | |
|---|---|
| ザーネ軟膏 | 84, 85 |
| 催奇形性 | 216 |
| 細胞増殖阻害薬 | |
| （非特異的免疫抑制薬） | 202 |

| | |
|---|---|
| 細粒剤 | 60, 61, 64 |
| 坐剤 | 40-47, 105-107, 109, 133 |
| 坐剤分割 | 46 |
| サッカリン類 | 75 |
| 散剤 | 30, 55, 56, 60, 61, 71, 106, 107 |

**し**

| | |
|---|---|
| シート | 55 |
| シート包装 | 55 |
| 色素沈着 | 206 |
| シクロオキシゲナーゼ（COX） | 187 |
| シクロホスファミド | 213 |
| シスプラチン | 213 |
| シダキュアスギ花粉舌下錠 | 38 |
| 湿式造粒法 | 61, 62 |
| 湿潤粉体成形法 | 11 |
| シトクロムP450（CYP） | 184 |
| シナール配合錠 | 20 |
| シナモン | 246 |
| 脂肪乳剤 | 99-101 |
| 遮光袋 | 121, 122 |
| 出血 | 181 |
| 錠剤粉砕機 | 27 |
| 硝酸イソソルビド | 223 |
| 静脈注射剤 | 106 |
| 初回通過効果 | 37, 106 |
| 職業性曝露対策ガイドライン | 195 |
| 職業的曝露 | 194 |
| 食後 | 126-131 |
| 食後高血糖 | 152 |
| 食前 | 126, 127, 129, 130 |
| 食直後 | 126-128 |
| 食直前 | 126, 127, 157 |

| | |
|---|---|
| 食間 | 126, 127, 129, 130, 132 |
| 徐放 | 13, 16, 17, 20, 21, 80 |
| ——剤 | 79, 82 |
| ——錠 | 5, 6, 8, 9, 15, 16, 17, 18 |
| ——性 | 81 |
| ——性製剤 | 65 |
| シロップ剤 | 33, 34, 68, 69, 71-74, 76, 77, 106, 107 |
| 心因性疼痛 | 170 |
| 侵害受容性疼痛 | 170 |
| 心筋梗塞 | 223 |
| シングレアチュアブル錠 | 7, 30, 31, 32 |
| 神経障害性疼痛 | 170 |

**す**

| | |
|---|---|
| 水剤 | 71, 73-76 |
| スイッチOTC医薬品 | 51 |
| 水溶性 | 40, 41, 42 |
| 水溶性点眼薬 | 118 |
| スクロオキシ水酸化鉄 | 30 |
| スピール膏 | 115, 116 |
| スルホニルウレア薬 | 157 |
| スルホニル尿素系薬物 | 152 |
| 生物学的同等性試験 | 60, 239 |
| 石灰化 | 225 |
| 舌下錠 | 5, 6, 8, 36-39, 106, 107, 134, 223 |
| 舌下投与 | 37 |
| 絶対過敏期 | 217 |
| セベラマー錠 | 226 |
| セロトニン | 174 |
| セロファン | 34 |

先発医薬品⋯⋯⋯⋯⋯48-50, 60

前立腺⋯⋯⋯⋯⋯⋯⋯227

前立腺肥大⋯⋯⋯⋯⋯227

### そ

相対過敏期⋯⋯⋯⋯⋯217

挿入⋯⋯⋯⋯⋯⋯⋯44, 45

造粒⋯⋯⋯⋯⋯⋯⋯⋯61

速放⋯⋯⋯⋯⋯⋯⋯20, 21

素錠⋯⋯⋯⋯⋯⋯⋯25, 26

速効型インスリン分泌促進薬⋯153

### た

第1類医薬品⋯⋯⋯48, 51, 52

第2類医薬品⋯⋯⋯⋯48, 51

第3類医薬品⋯⋯⋯⋯48, 51

ダイアップ坐剤⋯⋯41, 42, 43

第Ⅹa因子⋯⋯⋯⋯⋯182

胎児毒性⋯⋯⋯⋯⋯⋯216

代謝⋯⋯⋯⋯⋯⋯⋯⋯184

帯状疱疹⋯⋯⋯⋯⋯⋯171

ダイレクトOTC医薬品⋯⋯52

タケプロンOD錠⋯⋯12, 13, 26

たこ⋯⋯⋯⋯⋯⋯⋯115

多層錠⋯⋯⋯19, 20, 21, 22, 26

タダラフィル⋯⋯⋯⋯227

ダビガトラン⋯⋯⋯⋯163

タムスロシン塩酸塩⋯⋯⋯13

タムスロシン⋯⋯⋯⋯227

炭酸ランタン水和物⋯⋯29

単糖⋯⋯⋯⋯⋯⋯⋯155

タンパク質分解酵素⋯⋯212

### ち

チモプトールXE点眼液⋯117, 118

着色フィルム⋯⋯⋯⋯56

チュアブル錠⋯⋯5-8, 29-32

注射液の泡立ち⋯⋯⋯95, 98

注射剤⋯92-95, 97, 98, 105-107, 109

腸溶⋯⋯⋯⋯⋯⋯⋯⋯12

―― 剤⋯⋯⋯⋯⋯79, 82

―― 錠⋯⋯⋯5-9, 12, 13

### つ

ツートラム錠⋯⋯⋯⋯20, 21

痛風⋯⋯⋯⋯⋯⋯⋯⋯241

痛風発作⋯⋯⋯⋯⋯⋯241

つぶす⋯⋯⋯9, 12, 14, 21, 22

粒をつくる代表的な方法⋯⋯61

### て

ティーエスワン⋯⋯⋯21

テープ剤⋯⋯⋯106, 107, 113

テオフィリン⋯⋯8, 16, 17, 24

テガフール・ギメラシル・オテラシ
ルカリウム配合剤⋯⋯⋯21

デパケンR錠⋯⋯16, 17, 24, 80, 81

添加物⋯3, 12, 21, 33, 34, 61, 64, 65, 67,
73-75, 79, 84, 120

点眼剤⋯⋯⋯106, 107, 118

点滴ボトル⋯⋯⋯⋯⋯102

点鼻剤⋯⋯⋯⋯⋯106, 107

### と

糖衣錠⋯⋯⋯⋯⋯⋯25-27

凍結乾燥（フリーズドライ）法
⋯⋯⋯⋯⋯10-12, 95

糖排泄促進薬⋯⋯⋯160, 162

動脈硬化⋯⋯⋯⋯⋯187, 223

投与部位⋯⋯⋯⋯⋯105-107

| | |
|---|---|
| 糖類 | 10, 11, 72, 74, 75, 77 |
| 特異的免疫抑制剤 | 202 |
| ドネペジル塩酸塩 | 7, 56 |
| ドパミン | 176 |
| ドライシロップ | 73 |
| ドライシロップ剤 | 65, 77 |
| トラボプロスト | 206 |
| トラマドール | 174 |
| トラマドール塩酸塩 | 20, 21, 24 |
| トラムセット | 174 |
| トローチ剤 | 6, 8 |
| トロンビン | 182 |
| 頓服薬 | 133-135 |

**な**

| | |
|---|---|
| 内核 | 21 |
| 内核錠 | 25, 26 |
| 内尿道括約筋 | 228 |
| ナテグリニド | 153 |
| 軟カプセル剤 | 53, 54 |
| 軟膏 | 83-86 |

**に**

| | |
|---|---|
| 二糖類 | 155 |
| ニトログリセリン | 8, 36, 37, 223 |
| ニトロペン舌下錠 | 8, 37 |
| ニフェジピンCR錠 | 23, 24 |
| 乳化剤 | 84-86 |
| ニューキノロン系抗菌薬 | 208 |
| 乳剤 | 72, 73 |
| 乳酸アシドーシス | 160 |
| 乳糖 | 75 |
| 尿アルカリ化薬 | 242 |
| 尿酸 | 241 |

| | |
|---|---|
| 尿酸塩結晶 | 241 |

**ね**

| | |
|---|---|
| 粘膜 | 88-90 |

**の**

| | |
|---|---|
| 脳梗塞 | 187 |
| ノルアドレナリン | 174 |

**は**

| | |
|---|---|
| バイオ医薬品 | 238 |
| バイオシミラー | 238 |
| 配合変化 | 33 |
| 排尿障害 | 227 |
| 排尿障害改善剤 | 13 |
| 白糖 | 3, 26, 27, 74, 75 |
| ハザーダス・ドラッグ（HD） | 194 |
| バッカル錠 | 5, 6, 8, 106, 107 |
| 発熱 | 188 |
| 貼り薬 | 110-116 |
| ハリゾンシロップ | 68 |
| 貼付剤 | 89, 106, 107, 133 |
| 貼りなおし | 113, 114 |
| ハルナールD錠 | 13 |
| バルプロ酸ナトリウム | 16, 24, 80, 82 |
| 半量 | 46 |

**ひ**

| | |
|---|---|
| 皮下注射剤 | 106 |
| 光接触性皮膚炎 | 208 |
| ヒスタミン | 176 |
| 非ステロイド性抗炎症薬 | 208 |
| ビスホスホネート製剤 | 190 |
| ビタミンK | 178, 181, 182 |
| 皮膚構造 | 111 |

253

ヒルドイドソフト軟膏 …………84, 85

## ふ

ファンギゾンシロップ …………68
フィブリン …………179, 182
フィルムコーティング錠
　…………25, 26, 30, 31
フェブキソスタット …………242
フェンタニルクエン酸塩 …………8, 37
フォサマック錠 …………15
副甲状腺機能低下症 …………225
副甲状腺ホルモン …………225
フットケア …………161
ブレオマイシン …………202
プレガバリン …………170
ブロメライン …………212
分割 …………9, 44
分割方向 …………46
粉砕 …………64
分包シート …………56

## へ

ヘパリンブリッジ …………164
便 …………2, 44, 79, 82
ベンズブロマロン …………242

## ほ

崩壊剤 …………3, 4
膀胱炎 …………161
包装シート …………59
ボグリボース …………153
ホスホジエステラーゼ5阻害薬 …227
保存温度 …………120, 122
ポリエチレン …………34
ポリマータイプ …………226

ボルタレンサポ …………41, 42

## ま

膜透過制御型 …………80
マトリックス …………16, 80
マトリックス型 …………80
マルチプルユニット型 …………17, 18
慢性腎臓病 …………225
マンニトール …………75

## み

ミオグロビン …………231
ミチグリニド …………153
ミティキュアダニ舌下錠 …………38

## む

無菌性髄膜炎 …………202
無菌操作 …………95, 97, 98
ムコソルバン …………74

## め

目薬の使用期限 …………121, 122
目薬の凍結 …………122
メチコバール錠 …………56
メトグルコ錠 …………34
メトトレキサート（MTX） …………197
メトホルミン …………159
メラニン …………205

## も

モンテルカストナトリウム …………7, 30

## や

薬剤性光線過敏症 …………208

## ゆ

有核錠 …………19, 21, 22, 25, 26
輸液 …………102, 160

輸液剤 97, 106
油脂性 40-42
油性点眼薬 118
油性マジック 102-104
ユベラ軟膏 84, 85

### よ

葉酸 198
要指導医薬品 51, 52

### ら

ラシミール錠 56
ランソプラゾール 12, 27

### り

リコリス菓子 245
リズモンTG点眼液 117, 118
リバーロキサバン 163
リポタンパク質 230
リモナーデ剤 72
緑内障 205
臨床試験（治験） 49, 69, 111, 131

### ろ

ロキソプロフェン 243

### わ

ワルファリン 163, 178, 181, 182

# 編者紹介

## 倉田なおみ（くらた　なおみ）

昭和医科大学薬学部 社会健康薬学講座社会薬学部門 客員教授／臨床薬学講座
臨床栄養代謝学部門 客員教授

日本栄養治療学会 監事

日本社会薬学会 監事

1976 年昭和大学（現昭和医科大学、以下同）薬学部卒業。2022 年博士（医学）取得。昭
和大学病院薬学部、昭和大学藤が丘リハビリテーション病院 薬局長などを経て現職。
2020 年昭和上條医療賞、2023 年本臨床栄養代謝学会 大柳治正記念学術振興アワード受
賞。著書に『食事状況から導く薬の飲み方ガイド』（社会保険研究所・2023 年 5 月）、『頻
用薬のこれなんで？』（じほう・2021 年 7 月）など。

---

## 柴田佳太（しばた　けいた）

昭和医科大学薬学部 基礎医療薬学講座薬理学部門 准教授

日本薬理学会 代議員

日本薬理学会 薬理学エデュケーター

日本臨床薬理学会 評議員

東京都薬剤師会 代議員

2006 年昭和大学（現昭和医科大学、以下同）薬学部卒業。2011 年博士（薬学）取得。マ
サチューセッツ大学メディカルスクール大学ポストドクターフェロー、文部科学省高等
教育局医学教育課 技術参与（出向）などを経て現職。2010 年日本薬理学会第 83 回年会
優秀発表賞、2022 年昭和大学上條奨学賞（研究業績部門）受賞

## 疑問が解ける薬のはなし

2025年 4 月10日　　第 1 版第 1 刷 ©

編著者 ………… 倉田なおみ　KURATA, Naomi
　　　　　　　　柴田　佳太 SHIBATA, Keita
発行者 ………… 宇山閑文
発行所 ………… 株式会社金芳堂
　　　　　　　　〒606-8425 京都市左京区鹿ケ谷西寺ノ前町34 番地
　　　　　　　　振替　01030-1-15605
　　　　　　　　電話　075-751-1111（代）
　　　　　　　　https://www.kinpodo-pub.co.jp/
制作 …………… 清塚あきこ
組版・装丁…… naji design
印刷・製本…… モリモト印刷株式会社

落丁・乱丁本は直接小社へお送りください. お取替え致します.

Printed in Japan
ISBN978-4-7653-2048-1

**JCOPY** ＜(社)出版者著作権管理機構 委託出版物＞
本書の無断複写は著作権法上での例外を除き禁じられています. 複写される場合は, そのつど事前に, (社) 出版者著作権管理機構 (電話 03-5244-5088, FAX 03-5244-5089, e-mail：info@jcopy.or.jp) の許諾を得てください.

◉本書のコピー, スキャン, デジタル化等の無断複製は著作権法上での例外を除き禁じられています. 本書を代行業者等の第三者に依頼してスキャンやデジタル化することは, たとえ個人や家庭内の利用でも著作権法違反です.